U0108624

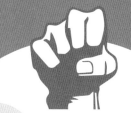

聯手抗疫
防流感

序一

　　2017 年夏季出現的流感較集中影響 65 歲或以上的長者，流感持續在在日本、北美及歐洲多個地區傳播，而本港在 2018 年流行的流感病毒主要屬於乙型流感，小童較易感染到，爆發亦大多來自小學、幼稚園和幼兒中心等，導致提前放農曆新年假期。香港的流感疫苗接種率偏低，尤其是兒童及幼童。

　　季節性流感是個公共衛生、社區健康的重要流行病、傳染病，每年都於 1 至 3 月、以及 7、8 月在香港出現。由於流感病毒變異和繁殖都快速，每年的情況也大不相同。要有效預防流感，可從流行病學中，預防傳染疾病的三角形原理着手；三角是指三個因素：環境、個人、傳染病微生物。如果能有效地控制其中兩個因素，對抗疫有很大的作用。首先是加強個人免疫能力，例如接種有效疫苗、健康生活以增強免疫力、注重個人衛生等，都可以強化個人因素來抵抗傳染病。而惡劣環境衛生正是傳染病微生物的「五星級酒店」，因此，改善環境衛生是個雙贏方案，亦應從此着手。

　　有效的公共衛生行動必須有廣大市民的支持和環境的配合。防疫大攻略正好令廣大市民加強對公共衛生的認知，有效地從流行病學三角形去見招拆招。政府部門、醫護界、家庭、個人、屋苑、辦公室、

學校、院舍、以及商店、食肆、物業管理人員等，都不能掉以輕心，每個人必須做好防疫工作和應變措施，人人有責。

　　方玉輝醫生、趙長成醫生以及劉庭亮院長為我們編寫了這本有關流感的《聯手抗疫防流感》，並且是新近成立的香港社區健康學院的一環重頭的社區服務項目，令市民大眾深入認識各類的流行性感冒，為季節性流感早作準備，大家聯合起來，攜手預防和應對這個每年都必然發生的疫症。

　　本書着重中西醫聯手抗疫防流感，並以預防和治理作基礎，對於社區健康的幫助及發展貢獻很大和深遠。讀者們必定獲益良多，大家在家中及社區做好防範工作，聯手抗疫成功。祝願各位身體健康！

李大拔教授

香港中文大學賽馬會公共衞生及基層醫療學院教授

香港中文大學健康教育及促進健康中心總監

香港社區健康學院學院顧問

2018 年 3 月

序二

　　2013 年是 SARS 襲港 10 年，令香港人刻骨銘心的紀念日子。在這個春、夏之交，突然又在內地華東地區爆出了 H7N9 禽流感。這次禽流感的出現，行蹤十分飄忽，事前也毫無迹象。這個 H7N9 會不會襲擊香港？假如它真的傳至港地，我們又怎樣應對呢？方玉輝和趙長成兩位醫生為我們寫了《流感防治新攻略》這本書，使我們能夠早作準備。

　　流感病毒以其變異和快速繁殖為基礎的生物學特質，不斷地向人類提出挑戰，怎樣抵禦和戰勝流感成為日常生活中人們的焦點話題，對流感的預防與疫苗的研發，以及多種治療方式的介入成為當務之急。而此書正是以簡單易明的文字幫助人們對流感形成科學的認識，對其發生、發展和目前的治療策略有所了解，不盲目恐慌，又理性應對。

　　本書的獨特之處，在於其所強調的「中西醫聯手抗疫防流感」；中西醫是兩個建立在不同醫學哲學思想基礎上的預防和治療疾病體系，對於流感的定義與認識自然是非常不同的。西醫理解流感是由流感病毒引起的，而在中醫學上並沒有病毒這個概念，對於流感或感冒，

一律統稱為「外邪入侵」。中醫已累積了數千年的「扶正驅邪」的治療流感方。此書就這些不同的治療方法作了簡單的闡述，而更重要的是提示人們不論哪種醫學思想體系，最終是要解決流感的預防和治療問題。在這一點上，讀者會在這本書裏獲得極好的啟發。祝每位讀者在看過本書後都能抗疫成功，身體健康。

梁榮能教授

前香港中文大學中醫學院院長

（原載於《流感防治新攻略》，2013 年）

前言

　　季節性流感是常見由人類季節性流感病毒引致的呼吸道感染，香港於每年的 1 至 3 月和 7、8 月都較為流行。2009 年初在墨西哥和美國發生甲型 H1N1 流感，是一種新型流感病毒，包含有歐亞及北美豬流感、禽流感和人流感四種流感病毒的基因，本港亦於同年 5 月 1 日確診了首宗人類豬型流感病例，萬里機構迅速地出版了《人類豬型流感甲型 H1N1 流感防治手冊》，將新型流感的信息傳給市民大眾。

　　我們於 2010 年由中西醫聯手合作，撰寫了第一本有關流感的書籍《防治流感全攻略》。2013 年國家衛生和計劃生育委員會在 3 月 31 日通報，上海市和安徽省發現 3 例人感染 H7N9 禽流感，是全球首次發現的新亞型流感病毒；中國科學院認為 H7N9 可能是長三角地區的雞鴨與韓國野鳥所帶的病毒基因重組產生，目前尚不知道病人是如何被感染的。於是我們在 2013 年再版《流感防治新攻略》，至今已經有五年了。

　　去年夏季出現持續的流感，大部分屬於甲型流感，專攻 65 歲或以上長者，亦導致公立醫院的內科病房持續爆滿至今。衛生署衛生防護中心於 2018 年 1 月 10 日宣佈香港已踏入 2017/ 18 年冬季流感季節，今次流行的流感病毒主要為乙型流感，影響小童較為嚴重，故集中在小學及幼稚園爆發。政府提前給幼稚園、幼稚園暨幼兒中心、

小學及特殊學校放農曆新年假期，預防流感在學校繼續蔓延。

　　我們很高興又再一次跟各位中西醫護的同業友好編制這本全面性關於流感的圖書，介紹了最新季節性流感、禽流感、甲型流感 H1N1 及 H7N9 禽流感各病毒的特性，中西醫對治理流感的方法，防護方面的各項措施與裝備，以及洗手和使用口罩的詳情。我等希望市民大眾能對流感加深認識，強化防護的概念和行動，齊心協力聯手抗疫防流感。

　　這本書是香港社區健康學院在社區、專業和學術三個發展方向，為智慧型社區健康作出貢獻的一個項目。邀請到我院的顧問、香港中文大學賽馬會公共衞生及基層醫療學院李大拔教授為本書寫序，令這本書添上不少光彩，深感榮幸。我們很高興再次和萬里機構合作，非常感謝編輯部在製作過程中，給了很多幫忙。

方玉輝
趙長成
劉庭亮
香港社區健康學院
2018 年 3 月

香港社區健康學院簡介

　　香港社區健康學院於 2017 年 12 月成立，學院的使命是建立社區健康師的專業能力和為智慧型社區健康作出貢獻。學院的目標在於提升社區健康的專業工作、優化社區健康護理的素質、推動社區健康師的培訓和持續教育，以及科研的工作。學院的事務，循着社區、專業和學術三個方向去發展，至今成立了專責的社區衛生應急管理科、學生事務和社區寧養關護科。除了本港的工作，學院亦參加大灣區醫療衛生健康發展的工作。

　　社區健康是整個社會的事務，學院團隊來自各專業、學術教育界及社區服務的人士，有家庭醫生、專科醫生、牙科醫生、中醫師、中醫學博士、護士、精神科護士、職業治療師、放射技師、物理治療師、營養學家、醫療管理、公共衛生預防科碩士、運動醫學體育科學碩士、輔助醫療急救導師、特許會計師、大律師、資訊科技專家、數據科學專家、公共行政專家、專業老師，以及衛生健康科的本科生和畢業生。同時，成員亦各自擁有多元的背景和經驗，包括國際衛生健康顧問、醫院院長、高級公務員、顧問護師、大學保健處處長、大學診所經理、體育教練、私營公司總裁、區議員、政策研究員、藥廠銷售主管、醫療集團部門經理等。

　　網址：www.hkcchp.org

編委會名單

方玉輝醫生 （主編）	社會醫學專科醫生 澳洲雪梨大學公共衛生科碩士 香港醫學專科學院院士（社會醫學） 香港中文大學家庭醫學文憑 香港社區健康學院院長 香港中文大學家庭醫學名譽臨床副教授 香港中文大學中醫學院客座副教授 香港大學家庭醫學及基層醫療系榮譽臨床副教授
趙長成醫生 （主編）	兒科專科醫生 香港醫學專科學院院士（兒科） 英國倫敦皇家醫學院兒科文憑 英國皇家兒科醫學院榮授院士 愛爾蘭皇家內科醫學院榮授院士 英國格拉斯哥皇家內科醫學院榮授院士 衛生防護中心疫苗可預防疾病科學委員會委員 香港兒科醫學會會長（2012-2014） 香港社區健康學院社區衛生應急管理科總監 曾任醫療輔助隊助理總監（少年團） 香港中文大學兒科名譽臨床副教授
劉庭亮先生 （主編）	註冊護士 香港社區健康學院副院長 粵港澳合作促進會醫藥衛生大健康委員會委員 香港仁愛堂醫務委員會委員 工商管理學碩士 醫療輔助隊榮譽長官

陳錦良博士	香港中文大學醫學院中醫學院導師 香港社區健康學院主考官 香港中文大學哲學博士（中醫藥學） 香港中文大學哲學碩士（生物化學） 香港中文大學理學士（生物化學）
馮浩德醫生	香港中文大學預防醫學碩士 英國倫敦大學理科碩士（牙科公共衛生學） 香港大學哲學博士 英國愛丁堡皇家外科醫學院牙科院士 香港社會牙醫學專科醫生 香港社區健康學院院務委員 醫療輔助隊一級醫生
方日旭醫生	精神科專科醫生 澳洲雪梨大學內外全科醫學士 英國皇家精神科醫學院院士 香港精神科醫學院院士 香港醫學專科學院院士（精神科） 香港中文大學精神科學系榮譽臨床副教授
潘偉傑醫生	香港中文大學內外全科醫學士 香港大學感染及傳染病學深造文憑 香港中文大學家庭醫學文憑 英國巴斯大學體育及運動醫學深造文憑
李浩宏博士	香港註冊中醫師 香港中文大學中醫學學士 香港中文大學理學碩士（中醫學） 廣州中醫藥大學醫學博士
謝榮洲醫師	香港註冊中醫師 香港中文大學中醫學學士

目錄

第 **1** 章　認識流行性感冒

第 2 章　治療流感

┠━┈┈━┨ 第 3 章　防備流感

附錄

2017 / 18 冬季流感季節特徵多面睇

　　2017 年夏季出現的流感高峰持續，導致公立醫院的內科病房爆滿。根據衞生防護中心的統計數據顯示，當時夏季流感受感染較集中 65 歲或以上的長者，年齡中位數為 81 歲，大多屬於甲型流感。大部分患流感的長者屬於長期病患者，而且很多年長病患者沒有接種當季季節性流感疫苗，較易出現併發症及嚴重的病情，甚至導致死亡的情況。總括而言，2017 年夏季流感的死亡數字高於 2016 年冬季流感，但低於 2015 年冬季流感季節同期。

提高警覺，預防流感

　　今年流感的傳播在日本、北美及歐洲多個地區個案數目大增。

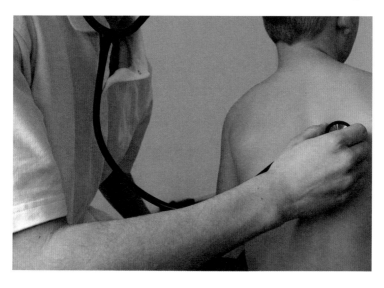

2018 年 1 月份本港氣溫明顯下降至攝氏 10 度左右,使流感活躍度趨升。1 月 10 日衛生署衛生防護中心宣佈,季節性流感活躍程度繼續上升,並已超越基線水平,顯示香港已踏入 2017/ 18 年冬季流感季節。

流感是一種具高度傳染性的呼吸道感染疾病,可引發發燒、肌肉疼痛、咳嗽、喉嚨痛、流鼻水和頭痛等症狀。政府呼籲社會各界提高警覺,做好個人保護措施,預防流感。特別是幼童、長者和長期病患者,時刻注重個人、手部和環境衛生。在診所,醫生可使用棉棒為患者收集鼻子分泌檢驗,進行流感快速測試,過程只需時約 10 分鐘,流感就可以被測試出來,準確度達八成左右,有效地診斷流感患者,讓醫生更快給予流感患者合適的治療,從而有助控制流感的擴散。

可能由其他急性情況或慢性疾病引致

衛生防護中心在 2018 年 1 月份收集的呼吸道樣本中,季節性流感病毒的陽性百分比上升至超過 15%,高於 10.7% 的基線水平。在急症科流感病類症狀當中,每千個的求診個案診斷為流感的每周平均比率趨升,入住公立醫院的比率亦增加五成,需入住深切治療部也錄得多宗死亡個案,原因可能是由其他急性情況或慢性疾病而引致。

聖誕及新年長假期後,流感猖獗,衛生防護中心錄得的院舍及學校爆發流感樣疾病個案有所上升,1 月份有近 200 個案,爆發集中大多來自小學、幼稚園和幼兒中心,受影響人數超過千人。教育局按衛生防護中心建議,為更有效防止流感在學校繼續蔓延,於 2018 年 2 月 7 日宣佈幼稚園、幼稚園暨幼兒中心、小學及特殊學校,由 2 月 8 日起提前放農曆新年假期,至學校原定的農曆新年假期為止。停課有

助切斷傳染鏈，降低兒童感染的風險。然而，接種疫苗及注重個人和環境衞生仍是預防流感的重要方法。

接種疫苗的重要性

根據相關的檢測報告顯示，2018 年流行的流感病毒主要屬於乙型流感，佔季節性流感病毒當中逾九成，而甲型流感的活躍度則較低。是次乙型流感是屬於山形流感病毒，症狀突發，較一般傷風嚴重，除了發高燒，還可能會出現肌肉疼痛、有麻痺或像針刺的痛楚感覺，一般也會帶有輕微的腸胃不適的病癥，即嘔吐或腹瀉。根據過往多年的數據顯示，小童較易感染乙型流感，加上小童過往接種流感疫苗的比率較低，而且過去連續數年的流感亦以甲型流感為主，因而在社區中，學童對乙型流感的免疫屏障較低。根據統計數字顯示，發生嚴重併發症或死亡的小童個案中，沒有接種當季季節性流感疫苗的小童佔的比例相當高，達到八成，顯示小童需要接種疫苗的重要性。

香港 2018 年流行的流感病毒株，包括乙型流感和甲型流感 H1 及 H3 病毒株，與於 2017 年 10 月展開的 2017/18 年度「政府防疫注射計劃」（免費接種）及「疫苗資助計劃」（資助接種）所採用的北半球流感疫苗中的流感病毒株相似，本港使用的四價流感疫苗覆蓋了乙型流感病毒。若疫苗病毒株吻合，可提供超過六成保護力，而對不同但相關的病毒株，疫苗仍有一定程度交互保護，可減低疾病嚴重程度，特別是對於兒童、長者及長期病患者等高危人士。但 2017/18 年透過這兩個途徑接種疫苗的人數只有 70 萬，不足全體人口的一成，而且接種時間及流感季節出現的時間和長短，亦對疫苗效能有影響。

對疫苗的誤解

很多人對疫苗有錯誤的理解，當流感病毒變異，來勢洶洶時，大家都有點惶恐。

香港的流感疫苗接種率偏低，尤其兒童及幼童的接種率明顯低於其他國家及地區。為加強到學校為學童注射的服務，政府建議安排私家醫生、護士或注射員到校提供打針服務，衛生署正積極計劃相關方案，以提高流感疫苗的接種率，對社會整體有正面的影響。由於人體在接種疫苗後需約兩星期產生抗體，政府及醫護界特別提醒兒童、長者和長期病患者，應儘早接種流感疫苗，預防季節性流感。

季節性流感每年約在 1 至 3 月和 7、8 月中發生，如果出現流感症狀，應儘快看家庭醫生，及早接受合適治療，以免誘發潛在的併發症，同時，家長及照顧者亦應協助易受感染人士做好足夠個人保護及預防措施，醫護人員與市民共同齊心做好防護工作，才是上上策。

第 1 章

認識
流行性感冒

流行性感冒面面觀

　　流行性感冒（流感）病毒可分甲、乙、丙型。甲型流感會因病毒表面的 H 及 N 抗原轉變（antigenic shift），例如動物流感病毒基因引入人類流感病毒基因，可引致人類流感大流行；乙型流感病毒只在人類找到，它的基因變化不會引致流感大流行；丙型病毒在人類只會引致輕微疾病，很少引起爆發，故一般不被重視。甲型及乙型流感病毒，都會因應基因變異，引致抗原漂移（antigenic drift），不時產生新的流行毒株，每年於季節性高峰期引起感染及爆發。流感病毒一般在低溫的環境會存活較長久。

　　甲型流感病毒，根據病毒表面的血凝素（haemagglutinin）抗原，可分為 H1 至 H18 亞型，而根據神經氨酸酶（neuraminidase）則可分為 N1 至 N11 亞型。H 及 N 亞型合併起來便成為甲型流感病毒的亞型，例如 H1N1、H3N2 等等。已知在人類曾經大流行的病毒，如 H1N1、H2N2、H3N2，就分別在 1918、1957、1968 及 2009 年出現過。在香港及全球，現時最常見引致流行性感冒的病毒是甲型流感 H3N2 和 H1N1，以及乙型流感。

流感的歷史

　　流行性感冒顧名思義是一種流行病。根據杰拉爾德・L・曼德爾的 *Principles and Practice of Infectious Disease*（2005），在過往幾百年歷史中，流感每年或每幾年都會引起爆發，並於社區流行。歷史亦有記載於 1679 年發生的流行病，與流感十分相似。世界性流感大流

| 1940 | 1960 | 2000 |

行（pandemic），可追溯至 1580 年。至今，歷史記載有約 31 次大流行，其中最廣為人知的應為 1918 年的 H1N1 大流行。而根據血清測試，發現 1890 年有 H2N2；1900 年亦曾有 H3N8 流行過。

流感病毒在 1933 年被分離出，而在 1936 年開始，流感病毒能成功地在雞蛋培植，我們對流感認識的資料亦越來越多，可以做更多的研究及預防工作。1940 年代開始發展流感疫苗；在 1960 年代中開始使用金剛胺類抗流感藥物；而在 2000 年才發展出及開始使用神經氨酸酶抑制劑來醫治和預防流感。

對流感病毒的了解

隨着醫學的進步，我們對流感病毒的了解亦有增加。根據對經年埋藏於冰封雪地的病毒株的分析，加上基因技術的應用，以及各種動物試驗，科學家已重組過去幾次大流行的資料。

1918 年的甲型流感病毒基因是從禽鳥傳到人類，當時引起的死亡率比第一次世界大戰還要高，死亡人數約 4,000 萬人。病毒引發的免疫反應令身體組織受到破壞，青壯年人的病情尤其嚴重。這種病毒於數年內傳播至全球，並流行了 40 多年。

另一甲型流感病毒 H2N2 則於 1957 年取代了大流行的地位，H2N2 病毒的主要基因來自禽鳥，它的殺傷力比 1918 年的病毒低，全球死亡人數約 200 萬。

11 年後，另一個大流行於 1968 年出現了，這種病毒是在香港首次被分離出，因此命名為「香港流感」。基因分析確定這種病毒的

H 抗原基因乃源自禽鳥，全球死亡人數約 70 萬。

到了 1977 年，H1N1 病毒再次出現，研究分析顯示這種甲型 H1N1 病毒跟 1950 年代的病毒極為相似，推測應是從實驗室洩漏出來的毒株。

為準備防範下一次的流感大流行，各國及世界衛生組織一直透過全球的網絡實驗室，對流行的毒株進行監察。而曾經於人類出現過的非大流行毒株，包括有甲型 H5N1、H7N3、H7N7、H9N2 等從禽鳥傳播而來的病毒，以及甲型 H1N1 及 H3N2 等從豬隻傳播而來的病毒。

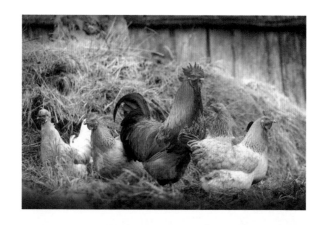

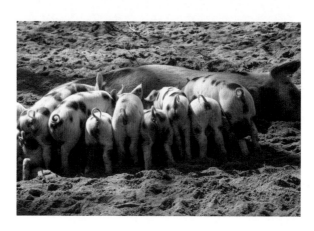

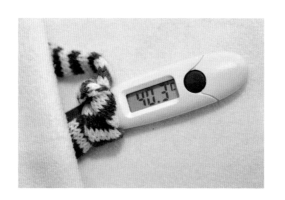

流感大流行

甲型 H1N1 流行性感冒（人類豬型流感）自 2009 年 3 月底在墨西哥爆發，迅速蔓延至美國、加拿大、歐洲多國、日本、澳洲、中國（包括香港）等百多個國家。

因此，世界衛生組織（世衛）在 2009 年 6 月 11 日宣佈流感疫情升至最高的第 6 級（表一）。這是 41 年來首次，意味着流感疫情已廣泛擴散，相信全球大部分國家都不能倖免，病例及死亡個案亦會接踵而來。

「流感大流行」其實是「流感病毒」引起的瘟疫，對年長的一輩

表一：世界衛生組織將流感大流行警告級別分為 6 級

第 1 級	病毒在動物間傳播，未出現人感染的病例
第 2 級	病毒在動物間傳播，曾造成人類感染
第 3 級	個別人類族群受到感染，未造成人傳人社區感染
第 4 級	小範圍人傳人， 造成社區感染
第 5 級	大範圍（同一世衛大流行地區內 2 個國家）人傳人
第 6 級	大流行（2 個世衛大流行地區）中族群間廣泛傳染

相信並不陌生，因為在 20 世紀已發生了三次（表二），奪去了數千萬人的生命，亦造成無數的經濟損失。

今次流感重臨，很多人都關注這次疫情到底會為全球帶來多少損失及憂傷，積極商討應如何面對和減低創傷。

表二： 20 世紀流感大流行

年份	病毒名稱	傳染系數	死亡率	死亡人數	高危人士
1918~19	西班牙流感 H1N1	1.5~1.8	2~3%	2 至 5 千萬	年輕人
1957	亞洲流感 H2N2	1.5	<0.2%	1 至 4 百萬	兒童
1968	香港流感 H3N2	1.3~1.6	<0.2%	1 至 4 百萬	所有年紀
2009	甲型流感 H1N1	1.3~3.3	0.03%	15 至 57 萬	所有年紀，特別是兒童及青少年

大流行的危害

這次流感疫情蔓延速度極快，在短短 6 個星期便散播至全球，可謂史無前例。這種現象相信與現代人類的生活行為有關：搭飛機公幹、求學及旅遊已是等閒之事，人類聚居於大城市及年輕人集會，都可令病毒以幾何級數地擴散。然而世衛宣佈流感疫情升至最高的第 6 級，用意是便利及協助世界各國統籌防疫而設，旨在反映傳播範圍而已，並不代表這種病毒的禍害及嚴重性，因為大流行可能造成的傷害，還要視乎下列的因素而定：

1. 病毒的特性，包括傳染性及入侵性。H1N1 傳染性很高，可幸入侵及創傷性不高，H5 及 H3 比 H1 兇狠得多。

2. 大流行通常會持續 1~2 年和分 2~3 浪才完結，而第 2 浪的殺傷力可能會增強，長期病患者的危機會加深，因此我們不要因病毒的第 1 浪輕微而掉以輕心。

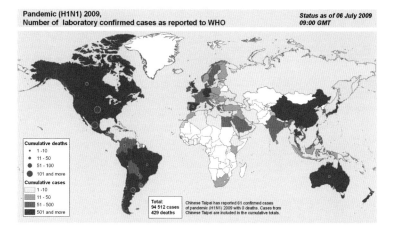

2009 年 H1N1 流感大流行傳播的地圖——確診個案及死亡數字（截至 2009 年 7 月 22 日 ）（ 來 源：Map of the spread of pandemic (H1N1) 2009: number of laboratory confirmed cases and deaths as of 22 July 2009; http:// www.who.int/csr/don/）

3. 流感病毒不斷漂移及突變，亦可與「禽流感病毒」重新配搭（洗牌效應），產生全新毒株，屆時可能會出現極具入侵性的品種，亦可能產生抗藥性的病毒。

4. 社會人口的特性，如人口老化、國民營養不良或多長期病患者，病發及死亡率都會大幅提升，最高危的多數是貧窮的第三世界國家。

5. 個別國家的醫療系統是否完善、有否充足藥物貯備、經濟實力是否能應付疫症帶來的問題和困境等等。

6. 針對 H1N1 的疫苗能否及早面世，效果是否滿意及副作用有多大。

根據現在的資料，世界銀行及醫學權威預測約 20%~30% 人口將會在流感大流行的主浪中病倒，每一浪會維持 6~8 周，8% 的人染病後需入院治療，有 1% 染重病的會死亡，而全球經濟損失將達 8,000

認識流行性感冒

億美元。要逃過這一劫，我們必須並肩作戰，實行健康的生活模式、保持身心健康、注意個人衛生、保持環境清潔、執行防疫措施、避免到人煙稠密及不通風地方。長期病患者需及早接受醫治和接種防疫注射。如不幸染上流感，不用驚惶，但必須及早求診，切忌胡亂服藥，以免產生副作用及令病毒變成抗藥性。

流感病毒的診斷

　　人類豬型流感是一種新病毒，在外地首先發生，當香港本土沒有本地個案時，可根據流行病學，即是在潛伏期間曾到流行地區的人士如有流感徵狀，可列作懷疑個案。但當本地有個案出現後，流行病學的幫助已不大。無論如何，要確診季節性流感或豬型流感，需要靠實驗室的診斷。

　　跟所有的微生物學診斷無異（如細菌、真菌、其他病毒等），流感的實驗室診斷，是在受到發病影響的器官找出病毒或它的分子，如

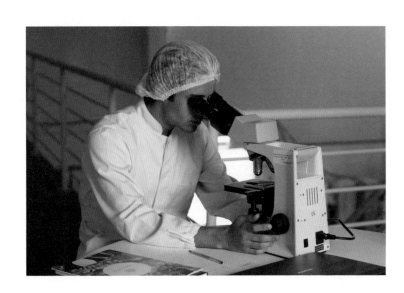

蛋白、基因等。

　　流行性感冒病毒通常侵襲上呼吸道，故一般可收集上呼吸道的樣本作診斷。此外，患者於感染任何傳染病後，一般都會產生免疫力，針對病原體的抗體於發病後的第二周便會上升至一個可檢驗出的水平。因此，實驗室亦可用血清學來測試在血液況對該種病毒的抗體；如在發病時及康復後，血清況的抗體上升了四倍或以上的話，便可視作曾受該病毒感染。

實驗室診斷

　　實驗室診斷時的樣本可分作以下兩類：

- ・ 呼吸道分泌物，如鼻咽、鼻及喉分泌物等（樣本可以拭子或負壓抽取的方法獲取）──測試病毒或其分子。
- ・ 血清──測試抗體濃度及上升幅度。

用於呼吸道分泌物樣本（發病期間的急性期樣本）

- ・ 抗原檢測──測試病毒的抗原，一般可用作快速測試。可是，抗原檢測一般只能分出甲或乙型流感，並不能準確地分辨甲型流感的亞型。此外，抗原檢測的敏感度約 50~80%，可能出現假陰性，尤其是當樣本中的呼吸道細胞較少時。
- ・ 細胞培養──用單層細胞培植病毒；除可作診斷外，亦可作詳細分析病毒的來源、特性及抗藥性，但需時幾天至一星期。一般樣本加入細胞後數天，病毒的生長會引致細胞病變。要鑑別分離出的病毒一般需要使出特異的抗體以免疫學檢測進行。細胞培養是一個敏感度及特異性都很高的方法，一直被視為實驗室診斷學的金標準。
- ・ 基因檢測──近十多年來，聚合酶鏈反應（polymerase chain reaction/PCR）的技術日趨成熟，於臨床實驗室中已佔一重

要席位，對各種病原體提供快速、特異及敏感度高的診斷試驗。PCR 技術可複製特定的基因，以作診斷。這種方法於數小時內可以有結果。近數年 PCR 被優化成為實時（real-time）-PCR，特異度、敏感度及速度被進一步提升。要以 PCR 技術檢測流感，首先要提取樣本內的核酸。因流感病毒的基因為 RNA，提取出的核酸需要進行轉錄成為 DNA 方可以 PCR 作擴增。若以 PCR 擴增甲或乙型流感的 M（matrix）基因，則可作分型的檢測。若擴增甲型流感的 H 或 N 亞型基因的特異檢測（如 H1、H5、N1 等），便可作亞型的診斷。PCR 擴增後的基因片段，若需要獲取進一步的資料或確診，可作基因排列進行更深入的研究及分析。

用於血清樣本（抗體檢測）

· 對樣本的要求是雙份血清（急性期及康復期）。作抗體測試的技術有多種，傳統的血清試驗可使用補體結合試驗，以檢測甲或乙型流感的特異抗體，但此技術的敏感度不高。血凝抑制試驗則可檢驗出甲型流感血凝素亞型抗體的滴度（如 H1 及 H3）。另一種檢測為微量中和試驗。此技術比血凝抑制試驗的特異性及敏感度皆要高，只是需要更高的技巧及程序較複雜。

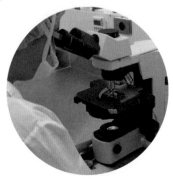

豬流感病毒 PCR

甲型流感 M 基因：

陽性：表示樣本中有甲型流感病毒

陰性：表示樣本中沒有流感病毒

甲型流感 H1N1 基因：

陽性：表示樣本中豬流感病毒存在

感染甲型流感 H1N1 的人士，實驗室檢測結果如下：

陽性：甲型流感 M 基因

陽性：甲型流感 H1N1 基因

陰性：人類季節性甲型流感 H1 及 H3 基因

PCR 測試

如要快速診斷何人感染豬型流感以作隔離處理，以免流行病大規模爆發，PCR 測試必定為首選的檢測方法；病毒培養及抗體測試可視為輔助性質。上文已經提及，病毒培養可以提供病毒樣本作其他的研究用途。

因甲型流感 H1N1 乃一新型病毒，需要接觸活病毒的步驟必須在加強安全的實驗室進行。

因此，病毒培養及微量中和抗體試驗均至少需要於第三級生物安全等級水平的實驗室方可作出檢測。

現時醫生診斷或呈報豬型流感個案，是基於實驗室診斷。當豬型流感成為一個常見的本土品種，實驗室診斷未必是一個必須的診

斷步驟。

　　而倘若此新型病毒被證實與一般季節性流感病毒無異，便可於一般臨床的第二級生物安全等級水平的實驗室作檢測。

病情的發展及治療

　　流感是常見的急性呼吸道感染疾病，全年均會流行，而香港的高峰期一般為每年 1~3 月及 7~8 月。

　　流感病毒是由飛沫感染到上呼吸道黏膜，經細胞受體進入細胞。進入細胞後，病毒在細胞內繁殖，令到細胞病變，喪失功能以致死亡，會引起喉嚨痛、咳嗽等徵狀。

　　病毒亦同時引起身體的免疫反應，放出細胞活素及干擾素，引起發燒、頭痛及肌肉痛等徵狀。

　　流感通常是突發的，而病情的嚴重性則可能與病毒數量及細胞死亡數量有關。

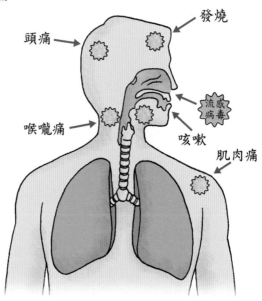

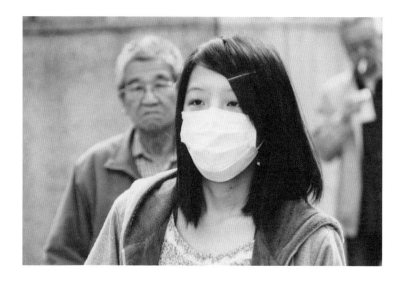

感染後

　　患者感染流感後，潛伏期為 1~3 天，才出現發熱、發冷、頭痛、喉嚨痛、全身無力、肌肉疼痛、鼻塞、流鼻水、咳嗽等上呼吸道感染的徵狀。病徵持續約 3~4 天，就會慢慢好轉。大部分人會在一星期內迅速地康復，甚至不治而癒；但亦有患者持續咳嗽、感到疲乏數天至數星期不等。治療方面一般都是用治標的藥物來減輕病情。

　　患者通常會在病發 1~2 星期後對流感病毒產生抗體。可是，毒株可能在來年不停地轉變，令抗體抵抗性減低。因此，患者仍可能在未來再次感染流感病毒。一般不會像感染麻疹、水痘等病毒，產生終身免疫。

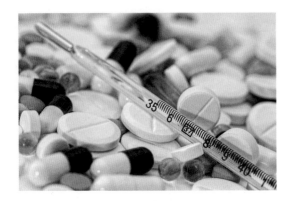

　　流感病毒一般只在呼吸道繁殖，患者通常在發病 5~10 天後，身體會停止排出病毒。但病毒可以擴散到下呼吸道，引發病毒性肺炎。

　　另外，呼吸道上皮纖毛細胞因流感病毒感染而死亡，摧毀身體防護機能，喪失保護能力，令細菌趁機入侵上、下呼吸道，出現細菌性併發症，如由流感嗜血杆菌或肺炎鏈球菌，甚至金黃葡萄球菌引起的中耳炎、肺炎等。其他嚴重的併發症如心肌炎、肌肉炎等則並不常見。

抗流感病毒的藥物

　　抗流感病毒的藥物主要分為兩大類，即金剛胺類及神經氨酸酶抑制劑。金剛胺只對甲型流感有效，神經氨酸酶抑制劑則對甲及乙型流感都有效。

　　季節性甲型 H3N2 病毒大部分對金剛胺類藥物呈抗藥性，可幸甲型 H3N2、H1N1 及乙型流感對神經氨酸下酶抑制劑一般都是敏感的。

　　大部分健康的人感染流感後都會完全康復，沒有後遺症；但是嬰兒、孕婦、老年人及長期病患者則有機會引起併發症，增加入院機會，死亡率亦較高。

　　兒童不應使用阿士匹靈類藥物，因為可引致雷氏綜合症（Reye's

Syndrome），患者會出現神志不清、抽筋等徵狀，嚴重者可因身體器官機能衰竭而死亡。

預防流感的方法

最佳的預防方法是增強身體的抵抗力，包括均衡飲食；充足的休息和睡眠；多喝開水；戒煙少酒；經常運動；保持身心健康，減輕壓力和心境愉快；保持空氣流通；避免前往人多擠迫的地方，降低接觸病人及污染物的機會；並注意個人及環境衛生和勤洗手；有需要時，正確使用口罩。

流感防疫注射是一個有效的預防方法，可以減低嚴重病症的發病率，藥廠會依據世界衛生組織預料的幾種可能爆發的流感病毒生產疫苗，香港衛生署衛生防護中心每年均會發出疫苗注射的建議。

一般在注射後 10~14 天發揮效力，有效期約為六個月至一年。首次接種疫苗的小童一般需在相隔 4 星期注射兩劑疫苗，成人則每年只須注射一劑。老人、長期病患者以及免疫力失調的病人，應接受疫苗注射。

因毒株可能每年都會轉變，令抗體抵抗性減低，因此，應每年注射流感疫苗。

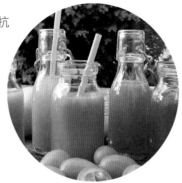

至於預防性抗病毒藥物，個別情況下可以考慮使用，但必須經醫生處方。

禽流感 H5N1

禽鳥是所有已知的甲型流感病毒的天然宿主（H1 至 H18 亞型及 N1 至 N11 亞型），統稱為禽流感。一般來說，每種動物會被獨特的流感病毒感染，原因是流感病毒的抗原並不一樣，因此，一般並不會跨越物種傳播，但有個案證實人類及其他動物，如豬、貓等，亦有機會感染禽鳥的流感病毒。

禽流感病毒一般依賴動物細胞的 α-2,3-唾液酸（sialic acid）受體入侵細胞，然後於細胞內繁殖病毒，引致病變。可是，人類的呼吸道細胞上的流感病毒受體主要為 α-2,6-唾液酸，但肺部及腸道則有 α-2,3-唾液酸受體。因此，科學家相信這可能就是人類感染禽流感後，有較大機會出現較嚴重肺部疾病的原因。人類季節性流感病毒則使用 α-2,6-唾液酸受體進入細胞，故比禽流感病毒人傳人的速度為高。

致病性病毒

在禽鳥間傳播的流感病毒一般可分為高致病性及低致病性，高致病性病毒到目前為止僅包括 H5 及 H7 亞型的病毒，而這一種病毒可引致一群禽鳥中超過九成死亡。

高、低致病性病毒均曾經出現過傳染人類的個案，有輕微的如 H9N2，每年在香港可能只有一至兩宗個案，一般情況下，患者可能已痊癒，但從其發病時收集的病毒樣本，經培植後才被發現呈陽性。

但是，過往亦曾出現嚴重的案例，如 1997 年首次於香港發現的

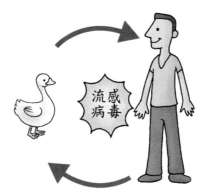

高致病性禽流感 H5N1，證實是由雞隻在街市傳播，當時共有 18 個確診個案呈報，其中 6 人死亡。

其後在不同國家亦有發現人類感染禽流感的個案，大部分均在東南亞國家如印尼和越南發現；而至 2009 年中，在非洲埃及亦有超過 70 宗個案，死亡率達 60%。

感染途徑

究其感染途徑，發現感染的風險與直接接觸患有禽流感帶病或死亡的禽鳥有關，例如在揀選染病禽鳥時有密切的接觸，許多個案都是因患者在散養家禽的情況下被感染，而人與人之間的傳播並不見得有效。

為防止禽流感散播，在香港的養雞場和銷售點已訂立一套控制機制及措施，包括使用雞隻疫苗、哨兵雞作監察、生物保安系統、定期街市休市日等。另外，香港不准許散養家禽；故此，人類感染禽流感的機會，在香港相對較低。

根據世界衛生組織的資料，記錄了世界各地自 2003 年的人類感染 H5N1 禽流感的宗數，顯示 H5 病毒繼續感染人類。香港則自 2004 年至今，再沒有出現本地的人類感染禽流感的個案。

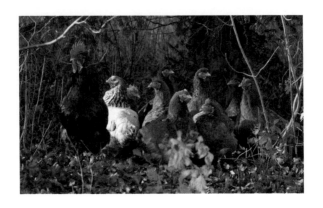

直至現在，甲型流感 H5N1 的人傳人個案並不多。調查發現需要與患者的分泌物有密切接觸才有較大的機會受到感染，而現時群體的爆發亦只限於有血緣關係的親密接觸者。

徵狀與治療

由於每次流感大流行都是由新亞型的甲型流感病毒所引起，如 1918 年是 H1，1957 年是 H2，1968 年是 H3，當陸續發現人類 H5 感染個案時，大多數專家都預測這是否下一次大流行的品種。因此，大部分國家的大流行監控及應變計劃，都以此作為藍本。同時，各國亦以 H5 禽流感病毒作為研製疫苗的根據。因禽流感的死亡率甚高，故在應變計劃中，衛生部門已準備更多的醫療資源、藥物及深切治療病床等。

徵狀

人類感染禽流感的潛伏期一般為 2~8 天。初時的徵狀與流行性感冒相似，包括發熱、頭痛、肌肉痛、流鼻水、咳嗽及喉嚨痛，亦可出現腹瀉、嘔吐、小腹疼痛、胸疼等；但禽流感較易導致高燒、肺炎、呼吸衰竭、多種器官衰竭，甚至死亡。香港於 1997 年發生的個案當

中，發現兒童患者的病徵較輕微。但不同地區的個案年齡及嚴重性程度有差異，科學家發現一些嚴重個案的病人對病毒有過度的免疫反應，身體製造大量的細胞活素，破壞各個器官。

治療

與其他甲型流感病毒一樣，可以用金剛胺及神經氨酸酶抑制劑類藥物治療 H5N1。可是，由於有不少株的病毒已對金剛胺有抗藥性，惟至今仍未見大規模對神經氨酸酶抑制劑類藥物的抗藥性，因此大多數國家均儲備大量神經氨酸酶抑制劑類藥物，以備一旦發生 H5N1 流感大流行時需要。一般使用抗病毒藥治療流感，需於發病後儘早開始用藥，最好是在發病後首 48 小時之內服藥，才有更顯著效果。

預防禽流感

在人類中的 H5N1 型禽流感仍屬一種罕見的疾病。要有效地預防禽流感，除了針對季節性流感的措施之外，還包括：

- 活家禽、鳥類或其糞便可能帶有禽流感病毒，應避免接觸。
- 接觸過活家禽、鳥類或其糞便後，要立刻徹底洗淨雙手。
- 禽鳥肉及蛋須徹底煮熟才可進食。

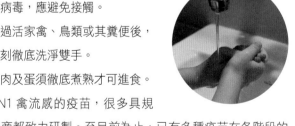

至於 H5N1 禽流感的疫苗，很多具規模的藥物生產商都致力研製。至目前為止，已有多種疫苗在各階段的臨床測試，有的甚至已獲得已發展國家政府衛生機構的認可，證實其安全性及效能，可供人類使用。疫苗的使用主要有兩方面，分別在大流行前及大流行來臨後。不同的國家與疫苗生產商有着各種協議，為不同情況提供相關疫苗。

甲型流感 H1N1
（人類豬型流感）

　　2009 年 3 月，墨西哥和美國等地先後發現甲型 H1N1 流感感染個案，其病毒為 A 型流感病毒，H1N1 亞型豬流感病毒毒株，該毒株包含有歐亞及北美豬流感、禽流感和人流感四種流感病毒的基因片段，是一種新型豬流感病毒，可以人與人之間傳染。人群普遍容易受到感染，而且病人在發病前一天已可排毒，有些人感染後不發病，但仍然具有傳染性，隱性傳染的比例頗高，並已引起了跨國、跨洲的傳播。根據世衞組織的統計，截至 7 月初，全球百多個國家舉報的確診個案累積至九萬四千多宗，死亡人數為四百多，死亡率約為千分之四點五，致命率不高；世衞組織總幹事亦於 6 月 11 日將流感大流行的級別從第 5 級提高到第 6 級。

香港感染情況

　　世衞組織宣佈從 2009 年 4 月 30 日起，使用「A（H1N1）型流感」而非「豬流感」來標示當前疫情，國內稱為「甲型H1N1 流感」，香港政府則繼續稱為「人類豬型流感」，並於 2009 年 4 月 27 日，將豬型流感列為其中一種法定須呈報的傳染病。而香港亦於 5 月 1 日確診了首宗

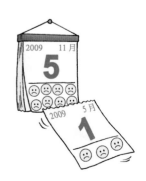

病例，政府即時推出多項公共衞生防控措施和加強在社區監測這種疾病。至 2009 年 9 月 30 日已有 27,897 宗確診個案，逾八成的嚴重患者中有糖尿病、吸煙及肺病等高風險因素。

一名 42 歲菲律賓籍男船員於 7 月 12 日成為香港首位死亡的個案，死者最有可能是在外地感染甲型 H1N1 流感的。

另外，一位 37 歲的菲律賓女士於 6 月 28 日來香港工作，第 2 日出現發燒、喉嚨痛、流鼻水和腹瀉等病徵，她於 7 月 7 日入院治療，情況殆危，並於 7 月 11 日被證實感染人類豬型流感，她在 7 月 27 日去世。

另一名 58 歲患有嚴重心臟病的男士於 7 月 30 日因發燒、咳嗽及氣促，被診斷患有肺炎，入院留醫，但他在第 2 日死亡。

截至 2009 年 9 月 30 日有 25 人死於豬流感，大部分死者本身有癌症或心臟病等高危因素。

香港政府委託大學的研究推算，豬流感在第一波完結時，本地會有 14%，即約 100 萬人受到感染，但相信大部分病情輕微。而政府亦認為人類豬型流感病毒已成為香港流感病毒的主流，隔離措施的效用

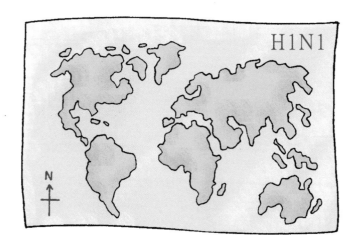

不大。衛生署和醫院管理局在檢討人類豬型流感疫情後，於 6 月 29 日調整防疫階段的防控措施，醫生會根據患者的臨床徵狀作出決定，那些較為嚴重的才會被安排入院治療；徵狀輕微的則無須入院，但會按其臨床徵狀處方適當藥物。另外，一些措施例如隔離病人和追蹤個案接觸者，已不再有效減低病毒傳播。世界衛生組織亦於 7 月初指出絕大部分患者的病情輕微，一般不用藥物治療，也可在一星期內康復。

政府亦於 9 月 25 日再調整緩疫措施，將每日匯報確診個案，改為每周公佈監測指標，每日只會公佈學校爆發、死亡、危殆或嚴重個案。患有流感徵狀的病人，無論前往指定流感診所或急症室，均先由醫生按其臨床徵狀作診斷評估，然後決定病人的治療方案、是否需要進一步接受病毒測試或安排入院治療。公立醫院只向 5 類患者測試人類豬型流感病毒，包括孕婦、十二個月或以下兒童、醫療機構或院舍醫護人員、居住於未有流感個案爆發院舍的病人、及於接受治療 48 小時後仍持續發燒超過攝氏 38 度或流感徵狀轉趨惡化的患者。

認識豬型流感

豬型流感在豬隻之間流行，自 1930 年已經被發現，一直在豬隻間爆發。

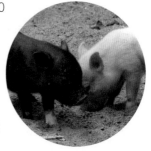

豬隻的甲型流感跟人類現在流行的季節性甲型流感 H1N1 型在抗原上是非常不同的，所以季節性流感的疫苗未必能夠有效地為人類對 H1N1 豬型流感病毒提供保護。

豬流感主要有四種：分別為 H1N1、H1N2、H3N2 及 H3 N1，近期發現的流感病毒為 H1N1 型。

2009 年監測到的病毒是禽流感、人流感和豬流感病毒基因片段

的混合體，所有確診患者都沒有和生豬接觸過，而且在生豬當中至今也沒有分離出這種新型的變異病毒。

香港自 2001 年以來，沒有爆發人類感染豬流感的報告。本港之前每天公佈新增甲型流感患者的人數，對於控制疫情無實際意義和效果，反而在社會上營造了緊張氣氛。

在一般情況下，豬型流感可由豬隻直接傳染給人類及由人類傳染給豬隻，傳染途徑與季節性流感大致相同，經由飛沫、空氣和間接接觸傳播，主要是通過咳嗽或打噴嚏，亦可經接觸帶有病毒的物件後，接觸口或鼻而受感染。病者、潛伏期病人及隱性感染者，均具傳染性，其中隱性傳染的比例相當高。

有研究發現，豬型流感攻擊肺部的能力及複製病毒的效率，較季節性流感為高，會導致嚴重肺炎。同時，癡肥、心臟病、慢性腎病、肝病、糖尿病、吸煙及慢性呼吸疾病的人士、孕婦，都屬高危一族，較容易出現嚴重病情。

徵狀與治療

人類豬型流感的病徵一般跟人類感染季節性流感相近，包括發燒、疲憊乏力、食慾不振和咳嗽。部分患者亦可能出現流鼻水、喉嚨痛、嘔吐及腹瀉等徵狀。

有報道指美國發現病例的主要表現為突然發熱、咳嗽、肌肉痛和疲倦，其中一些患者會出現腹瀉和嘔吐；在墨西哥發現的病例還出現眼睛發紅和頭痛等症狀。

當出現流感病徵時應及早看醫生，切勿自行服藥。充足的休息和多飲水，以及支援性治療，如退燒及感冒藥物，可紓緩徵狀；除非患者已出現細菌性感染併發症，否則無需服用抗生素。

而抗病毒藥物能減輕病情，但必須在發病初期的 48 小時內，由

醫生處方服用；抗病毒藥物常見的副作用輕微，有作嘔、腹瀉、頭痛、暈眩、疲倦、咳嗽等；嚴重則有皮膚潰爛、痙攣、精神錯亂。

香港於 7 月初首次出現人類豬流感病毒對抗病毒藥物特敏福有抗藥反應，原因不明，是繼丹麥和日本後出現抗藥個案的地區。

因此，要選擇性地處方特敏福等抗流感病毒的藥物，又必須仔細考慮病情、療效及患者的風險因素，將抗藥性的機會減至最低。

個人預防

個人預防是最重要的，要增強身體的抵抗力，包括均衡飲食、充足的休息和睡眠、多喝開水、戒煙少酒、經常運動、紓緩壓力和保持心境愉快、避免前往人多擠迫的地方，並注意個人及環境衛生和勤洗手、避免用手接觸眼、鼻及口，打噴嚏或咳嗽時應遮掩口鼻、保持空氣流通、用酒精為日常用品消毒；當有呼吸道感染徵狀或發燒時，應戴上口罩，切勿上班或上學，並及早就醫，告知醫生有關外遊記錄。

前往受影響地方的旅客，應帶備外科口罩和避免接觸病人。一旦發現染病，患者應避免外出，以防將病毒傳染他人。社會預防措施只能阻延，但卻不能打斷流感的傳播，而季節性流感的疫苗未能為人類對 H1N1 豬型流感病毒提供保護。

目前流行的甲型 H1N1 流感病毒是一種新型病毒，針對性疫苗已經出台。世衛組織等有關機構正密切監視病毒的任何變化，以備一旦發現病毒出現重大變化，會作出迅速反應。

甲型 H1N1 流感病毒害怕高溫，豬肉加熱至攝氏 71 度（華氏 160 度），就能殺死豬流感病毒。豬型流感並非由食物傳播，所以進食煮熟的豬肉及豬肉食品是安全的。

禽流感 H7N9

流感病毒可分為甲（A）、乙（B）、丙（C）三型。甲型流感依據流感病毒碼可分為 H x N x 近 200 種亞型，流感的 H7 病毒通常是一組在鳥類中傳播的流感病毒。自 1996 年至 2012 年，荷蘭、意大利、加拿大、美國、墨西哥、英國都報告過人類感染 H7 流感病毒的病例。大部分感染和家禽中爆發的流感有關。

國家衛生和計劃生育委員會對此次疫情高度重視，接到重症不明原因肺炎疫情報告後，立即對疫情性質進行分析研判，部署相關調查、防控和應對準備工作。中國疾控中心開展了疫情風險研判和實驗室檢測研究，明確了相關病原學診斷。

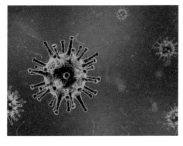

國家衛生和計劃生育委員會 2013 年 3 月 31 日通報，上海市和安徽省發現 3 例人感染 H7N9 禽流感病例，是全球首次發現的新亞型流感病毒。H7N9 亞型禽流感病毒是甲型流感其中的一種，以往僅在禽間發現，未發現過人的感染情況。目前對 H7N9 的感染來源、感染發病的危險因素、傳播途徑、潛伏期、傳染期、臨床特點以及該病毒人際傳播能力尚不清楚。

3 例病例臨床表現均為早期出現發熱、咳嗽等呼吸道感染症狀，進而發展為嚴重肺炎和呼吸困難。而根據密切接觸者觀察結果，3 例病例的 88 名密切接觸者均未發現異常情況，未顯示 H7N9 病毒具有

較強的人傳人能力。

截至 2013 年 4 月 10 日，全國共報告 33 例確診病例，其中死亡 9 人，病例之間未發現流行病學聯繫。病例分佈於上海（15 例，死亡 5 例）、江蘇（10 例，死亡 1 例）、安徽（2 例，死亡 1 例）、浙江（6 例，死亡 2 例）4 省市的 20 個地市級區域。

甲型流感 H7 是香港的法定須呈報傳染病。本港至今沒有發現人類感染甲型流感 H7N9 的確診個案，政府提醒醫生向衛生防護中心呈報任何懷疑個案。

來源

禽甲型流感病毒除感染禽外，還可感染人、豬、馬、水貂和海洋哺乳動物。可感染人的禽流感病毒亞型為 H5N1、H9N2、H7N7、H7N2、H7N3。過去沒有人類感染 H7N9 病毒的報告，對於感染 H7N9 病毒後可能產生的全部症狀的認知仍是有限的。

傳染源目前尚不明確，中國科學院稱，2013 年的 H7N9 是一種全新的病毒，可能是長三角地區的雞鴨與韓國野鳥所帶的病毒基因重組產生。該病毒對家禽呈低致病力，可以感染雞、鴿子等禽鳥，感染後沒有臨床症狀，但高溫可以殺死病毒。

根據以往經驗及本次病例流行病學調查，推測可能為攜帶 H7N9 禽流感病毒的禽類及其分泌物或排泄物。經呼吸道傳播，也可通過密切接觸感染的禽類分泌物或排泄物等被感染，直接接觸病毒也可被感染。目前尚不知道內地的病人是如何被感染的，現在正在調查動物傳人的可能性。

預防

現階段高危人群主要是從事禽類養殖、銷售、宰殺、加工業者，以及在發病前一周內接觸過禽類者。禽流感病毒普遍對熱敏感，煮沸 2 分鐘以上可滅活。對酸性環境有一定抵抗力。一旦出現發熱、咳嗽等急性呼吸道感染症狀，尤其是出現高熱、呼吸困難者，應及時就醫。

流感是一種急性呼吸道感染性疾病，大家應提高警覺，並採取以下措施，預防禽流感：

- 避免直接接觸家禽、雀鳥或其糞便；若曾接觸，應儘快以肥皂及水徹底洗手；
- 禽鳥及雞蛋應徹底煮熟方可進食，流感病毒在足夠熱的情況下會滅活，不應吃病死的動物；
- 要把生肉與熟肉或者即食食品分開，以避免污染，生熟食品不應使用同一砧板及刀具。在處理生肉和熟肉之間要洗手，記得清洗和消毒所有與生肉接觸過的器皿；
- 勤洗手，經常以肥皂洗手，特別是觸摸口、鼻或眼之前、處理食物或進食前、如廁後、處理動物或動物排泄物後、觸摸自動梯扶手、升降機按鈕或門把等公共設施或物件後，咳嗽或打噴嚏令手沾上呼吸道分泌物後，手髒時，以及照顧家中病人時；
- 打噴嚏或咳嗽時應遮掩口鼻，用紙巾包妥痰涎，並放入有蓋垃圾桶；
- 室內要通風；
- 避免到人多擠迫的地方，避免接觸發燒病人；
- 凡有呼吸道感染病徵，或需照顧發燒病人的人士，均應佩戴口罩。

· 注意營養、保持良好體質。

醫療機構必須遵照標準預防的原則,採取防控措施,特別是收治人感染 H7N9 禽流感患者的醫院,一定要嚴格規範和執行各項措施。由於醫務人員接觸患有傳染病病人的機會多,在診治病人過程中,特別是在接診疑似或確診 H7N9 禽流感病例時,應採取有效的防護措施,即標準預防、飛沫傳播預防和接觸傳播預防。

目前沒有防止 H7N9 病毒感染的疫苗。H7N9 病毒已經在最初的病例中被分離,世界衛生組織和合作夥伴繼續研究 H7N9 病毒的特性,以確定最佳的候選病毒。

為做到早發現、早報告、早診斷、早隔離、早治療,控制 H7N9 疫情的傳播和蔓延,政府會根據疫情,開展風險評估,啟動應急機制。同時,又做好病例管理與疫情防控工作,促進公眾正確的預防行為,保障群眾健康和生命安全,維護社會穩定。並加強禽畜養殖場、散養戶、屠宰場、批發及交易市場等的人員的教育和認識風險。

應對 (2013 年)

當時 H7N9 病例處於散發狀態,未發現人傳人的證據。由於對此疾病病原學特點和流行特徵的認識有限,疫情防控工作中仍然存在一些不確定因素。國家衛生和計劃生育委員會指示各地方 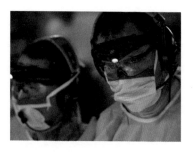 衛生行政部門組織對密切接觸者進行追蹤和管理,對密切接觸者實行醫學觀察和健康隨訪,了解是否出現急性呼吸道感染症狀。一旦出現發熱及咳嗽等急性呼吸道感染症狀,則立即轉送至當地的定點醫療機構進行診斷、報告及治療。

　　疫情發生後，中央政府作出重要指示、批示，要求做好病人救治工作，並遵循「依法、科學、規範、統一」的原則，開展防控工作。調查感染來源、監測與控制疫情、及時公佈資訊和開展宣傳教育，嚴防疫情擴散蔓延，保障公眾身體健康和生命安全，積極救治病人，盡最大可能減少死亡。國家衛生和計劃生育委員會成立了人感染H7N9禽流感疫情防控工作領導小組，協調部署全國衛生系統的疫情防控工作。建立由國家衛生和計劃生育委員會牽頭、多部門參加的應對人感染H7N9禽流感疫情聯防聯控工作機制，統籌協調和指導各相關部門和地區落實各項防控措施，並組織對防控工作情況進行督導檢查。

　　國家衛生和計劃生育委員會亦制訂下發病例診療、醫院感染控制等方案，派出專家指導地方工作，開展醫務人員培訓，指導臨床一線做好病例診斷和治療。疫情發生地衛生部門成立了醫療救治專家組，集中優勢醫療資源，落實定點醫院，加強病例救治。

　　在感染來源調查和形勢研判等方面，組織了專家加強病原學和流行病學研究，跟蹤病毒變異情況。農業部部門加強動物疫情監測，已從鴿子、雞和環境標本中檢測到H7N9禽流感病毒，以確定感染的來源。同時，通過多種管道廣泛收集疫情及相關資訊，多次組織專家開展疫情研判和公共衛生風險評估，並提出相關防控工作建議。

　　防控措施包括有針對性地強化不明原因肺炎病例監測和流感樣病例監測、流行病學調查、評估疑似病例、病人和密切接觸者的管理、醫院感染控制等。中國疾病預防控制中心已緊急製備並向各省級疾控中心，以及疫情發生地疾控中心下發禽流感病毒診斷試劑。同時，加強應急值守，落實疫情報告制度。國家衛生和計劃生育委員會已派出工作組，分赴上海、江蘇、浙江、安徽四省市，指導地方落實防控措施。

　　資訊發佈和積極宣傳健康知識很重要，政府及時向社會公佈疫

情。組織專家訪談、發佈疫情防控知識問答，普及疫情防控知識，為公眾解疑釋惑。2013 年 4 月 8 日，國家衛生和計劃生育委員會與世界衛生組織共同召開人感染 H7N9 禽流感防控新聞發佈會，分別介紹了當前疫情防控情況，並回答了記者提問。發佈會通過中國網和 @ 全國衛生 12320 進行了文字直播。82 家境內外媒體 100 多位記者參加了發佈會。

在此期間，必須加強國際合作交流。國家衛生和計劃生育委員會按照《國際衛生條例（2005）》規定，及時向世界衛生組織、港澳台地區及有關國家通報疫情資訊，接受境外專家現場考察交流，向世界衛生組織提供 H7N9 禽流感病毒毒株。世界衛生組織建議在醫療機構應當持續採取適當的感染預防和控制措施，對醫療工作人員的健康狀況也應密切監控，護理疑似或確診感染 H7N9 病毒的病人時要採取一些額外的防護措施。世界衛生組織不建議世界各國各地區在入境口岸實現特別篩查，不建議實行任何旅行限制措施，亦不建議實行任何貿易限制措施。

香港特區行政長官指出，要確保發生禽流感疫情時，有足夠人力及資源應對。醫院管理局與廣東省衛生廳達成共識，若兩地其中一方出現確診病例，會即時啟動專家互訪機制，專家會到有病例一方了解病例資料，及早找出最有效治療方法。

香港旅遊業議會呼籲旅行社加強保障旅客健康，政府會在口岸做足防備。香港政府提醒抵港旅客，特別是從上海、安徽、江蘇和浙江來的，若出現發燒或呼吸道感染病徵，應立即佩戴口罩及求醫，並向醫生報告其外遊紀錄。醫護人員要特別留意可能在受影響地區曾經接觸雀鳥、家禽或其糞便的求診人士。

食物環境衛生署已加強清潔街市，派人每兩小時巡視雞檔，了解檔販有無跟從署方指引，包括戴上手套，以及不讓顧客接觸家禽等，確保雞檔有做到「人雞分隔」的規則，減低風險。

治療

患者通常在發病前一周內與禽類及其分泌物、排泄物等有接觸史，並會出現一般流感症狀，如發熱，咳嗽，少痰，可伴有頭痛、肌肉痠痛和全身不適，檢測後，對 H7N9 呈陽性反應。重症患者病情發展迅速，表現為重症肺炎，體溫大多持續在 39℃以上，出現呼吸困難，可伴有咯血痰；病情更可能會快速進展，出現呼吸衰竭、休克、意識障礙及急性腎損傷等。

治療包括：

- 對臨床診斷和確診患者應進行隔離。

- 對症治療，吸氧、應用解熱藥、止咳祛痰藥等。

- 儘早應用抗流感病毒藥物。在內地進行的實驗室測試顯示，甲型禽流感 H7N9 病毒對神經胺酸酶抑制劑（奧司他韋〔即特敏福〕與紮那米偉〔即樂感清〕）這些抗流感病毒藥物沒有出現抗藥性。雖然在發病初期，有關藥物能有效治療季節性流感及甲型禽流感 H5N1 感染，但目前並沒有使用在治療 H7N9 禽流感方面的經驗。

- 中醫藥治療。（參考「中醫理論及治療方法」一章）

- 加強支持治療和預防併發症，注意休息、多飲水、增加營養，給易於消化的飲食。密切觀察，監測並預防併發症。

- 重症患者應入院治療，對出現呼吸功能障礙者給予吸氧及其他相應呼吸支持，發生其他併發症的患者應積極採取相應治療。

- 同時重視其他器官功能狀態的監測及治療；預防並及時治療各種併發症，尤其是醫院獲得性感染。

疫情總結

　　任何具備感染人類能力的動物流感病毒有可能造成傳染病大流行。不過，流感 H7N9 病毒是否會造成大流行還是一個未知數。

　　中國科學院病原微生物與免疫學重點實驗室研究人員研究病毒片段重配結果顯示，H7N9 病毒的 8 個基因片段中，H7 片段源於浙江鴨群中分離的禽流感病毒，而浙江鴨群中的病毒往上追溯，與韓國野鳥中分離的禽流感病毒同源；N9 片段與韓國野鳥中分離的禽流感病毒同源。其餘 6 個基因片段源於 H9N2 禽流感病毒。

　　據病毒基因組比對和親緣分析顯示，H9N2 禽流感病毒來源於中國上海、浙江、江蘇等地的雞群。而對上海市野鳥相關樣品的實驗室檢測分析中，未發現攜帶 H7N9 禽流感病毒。基因重配的發生地很有可能在長三角地區。過程可能經由韓國野鳥在自然遷徙過程中，和長三角地區的鴨群、雞群自身帶有的禽流感病毒進行基因重配產生。

　　自 2013 年 3 月 31 日至 2013 年 4 月 10 日，衛生防護中心共接獲 6 宗符合呈報準則的懷疑人類感染甲型流感 H7 個案，以及 10 宗不符合呈報準則的個案。特首梁振英重申，香港政府會在國際、內地、本港及個人 4 個層面加強防疫監控之工作，當中包括口岸防疫措施。同時，食物及衛生局局長於 2013 年 4 月 9 日在新加坡參加世界衛生論壇亞洲區會議，向與會人士介紹了香港在預防 H7N9 方面的工作進展。而世界衛生組織官員提及，就今次人類感染 H7N9 的疫情，較十年前爆發「沙士」期間，內地在處理事件資訊的透明度已大大提高，在疫情出現早期，已經與世界衛生組織作出配合，處理疫情。新加坡衛生部長亦指出，細菌與病毒並無國界，強調世界各地，特別是東南亞各國之間，必須加強資訊通報和互相協作，以防止病毒在區內蔓延。

　　另一方面，廣東省已有傳染病應變計劃，一但兩地有病例，粵港將啟動專家互訪機制，汲取臨床診斷經驗。

第2章

治療流感

西醫理論及治療方法

流行性感冒是常見的急性呼吸道感染，傳染性極高，在亞熱帶地區全年均流行。流感病毒共分甲、乙、丙型三種，甲型流感可依據病毒表面的血凝素H及神經胺酸酶兩種抗原類型，再細分為不同的亞型。由甲型流感病毒引起的感染較為常見，在世界上流行 H1N1 及 H3N2 兩種甲型流感。流感病毒的基因會不時改變而衍生新毒株，導致流感廣泛傳播，出現季節性爆發。因此，世界衛生組織會每年建議重新調配流感季節應採用的疫苗毒株組合，以確保其成效。

傳播途徑

流感病毒通過染病者咳嗽或打噴嚏時產生的飛沫和微粒，很容易在人與人之間傳播而引致疾病，患者亦可透過接觸表面沾有患者的分

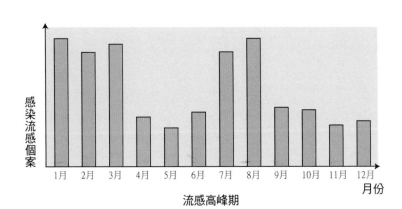

流感高峰期

泌物及病毒的物件後，再接觸口鼻而直接傳播和染病。在季節性流行期間，流感病毒迅速傳播，傳染性極高。本港的流感高峰期為每年的 1~3 月及 7~8 月，主要在人多擠迫或空氣欠流通的環境中經飛沫傳播。

徵狀

流感的潛伏期通常約為 1~3 日，主要影響鼻、喉、支氣管等上呼吸道，並偶爾影響肺部，但是患者不一定有傷風或咳嗽。

徵狀包括發燒、肌肉痠痛、頭痛、全身乏力、流鼻水、鼻炎、咳嗽、喉嚨痛和嚴重不適等，其他病徵如疲倦、腸胃炎（俗稱感冒菌入腸）也可能出現，感染通常持續約一周。

一般患者會在 2~7 天內自行痊癒。然而，免疫力較低的人士或長者一旦染上流感，可能會出現支氣管炎或肺炎等併發症，甚至引致死亡。

流感與一般傷風感冒的區別

	流行性感冒	一般傷風感冒
病因	由甲、乙、丙型流感病毒引致，高峰期為每年 1~3 月及 7~8 月，病毒會產生突變，而引致季節性的流感蔓延及爆發。	病原包括鼻病毒、腺病毒、細菌、支原體等。
徵狀	頭痛、周身骨痛、全身無力發燒、流鼻水、咽喉疼痛或痕癢、咳嗽等等，患者不一定有傷風或咳嗽。	流鼻水、鼻涕、鼻塞、打噴嚏、咳嗽等，症狀較輕。
併發症	感冒病毒入侵身體其他部分，引起各種併發症，例如中耳炎，嚴重而可以致命的併發症包括肺炎、腦膜炎及心肌炎等；小孩、老人及患有慢性疾病的人士要特別小心。	一般不會出現併發症。

治療

充分的休息及睡眠和多喝水，人體會在數日內將病毒消滅，大多數病者都很快便康復，甚至不藥而癒，但是咳嗽相對地較難治癒。治療一般都是用治標和支援性的藥物，來減輕病情。患者應保持個人衛生，增強體質及防止病毒傳播，尤其在公眾地方，應戴上口罩。

雖然抗病毒劑能減輕病情，但必須在發病初期，經由醫生處方才可服用，這些藥物可引致副作用及令病毒產生抗藥性。除非患者已出現細菌性感染的併發症，否則無需服用抗生素，況且抗生素並不能消滅病毒。

若病情持續，便應看醫生。有些人會屢次延醫而仍未斷尾，更可能被感冒病毒入侵身體其他部分，引起各種併發症，例如中耳炎，一些嚴重而可以致命的併發症包括肺炎、腦膜炎及心肌炎等，需將患者送往醫院進行治療；小孩、老人及患有慢性疾病的人士要特別小心。

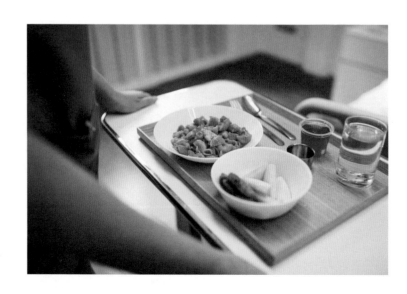

預防

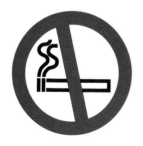

最佳方法是加強身體的抵抗力,包括均衡飲食、充足的休息和睡眠、多喝開水、戒煙少酒、經常運動、減輕壓力和令自己心境愉快、保持空氣流通、避免前往人多擠迫的地方,並注意個人及環境衛生和勤洗手。

有呼吸道感染症狀或發燒時,應戴上口罩,並及早找醫生診治。若出現流感症狀,盡可能不去上班或上學,防止疾病傳播。

流感病毒怕熱,持續 10 分鐘的 60℃會令其失去活性,而常用的消毒劑如漂白水、火酒類,能迅速破壞流感病毒。

因此,保持環境衛生,常清潔和消毒家居、辦公室及公共地方,在預防方面很重要。

個人衛生習慣亦非常重要,不要隨地吐痰,應將口鼻分泌物用紙巾包好,棄置於有蓋垃圾箱內。打噴嚏或咳嗽時應掩着口鼻。雙手如被呼吸道分泌物污染,例如打噴嚏或咳嗽後,應立即用清潔液洗手,或用酒精搓手液消毒。另外,應盡量避免接觸活鳥和家禽及其糞便,染病的活鳥和家禽的糞便中可能會帶有禽流感病毒。

如果曾接觸活鳥或家禽或處理其糞便後,要立刻用清潔液和清水洗手。

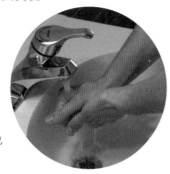

季節性流感疫苗防疫注射是一個有效的預防方法,可以減低嚴重病症的發病率及死亡率。一般在注射後 10~14 天發揮效力,有效期約為一年,建議老人、長期病患者以及免疫力失調的病人接受疫苗注射。

中醫理論及治療方法

中醫理論

六氣與六淫

六氣，即風、寒、暑、濕、燥、火，是六種正常的自然界氣候，是古人從長期的觀察和生活經驗的總結而得來的。六氣會隨着四時氣候變化與生長收藏的規律（意指天地與人體陽氣春生夏長秋收冬藏的規律）而變化。

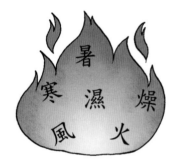

人類生活在大自然之下，人的身體生理也隨着六氣的變化而自我調節適應，所以正常的六氣一般不易使人生病。

六氣的變化有其一定的規律，但當氣候變化異常，如六氣的太過或不及、非其時而有其氣（如春天應溫而反寒）、或氣候變化過於急驟（如暴寒、暴熱）等，都會使人體的適應力下降，導致疾病的發生。

而中醫學認為，非其時的六氣，便稱為「六淫」。凡因六淫而令人體外感致病的，都統稱為外邪。

感冒是因身體感受風邪所致

中醫學認為，感冒是因身體感受風邪而致的常見外感疾病，一年四季均可發生，尤以冬、春季多見。

早在兩千多年前成書的中醫學經典《黃帝內經》已認識到感冒是

由於外感風邪而發病。

《黃帝內經‧素問》:「風從外入,令人振寒,汗出頭痛,身重惡寒。」東漢末年醫聖張仲景所著的《傷寒論》更是一部闡述外感疾病辨證論治的專書,把外感疾病的傳變、轉歸、治法、預後作系統的分析,是中國第一部理法方藥皆備、理論聯繫實際的中醫臨床著作,是中醫臨床必讀的經典。

至明清時期,溫疫盛行,很多醫家在治療的過程中歸納總結,對溫病溫疫有了進一步認識,理論及治療日臻完善,逐漸「形成溫病學派」。

流感多由外感疫厲之毒邪所致

中醫學認為,流行性感冒的發生,多由外感疫厲之毒邪所致。其發病特點為病情發展較急重,不論男女老幼,證候多相類似,並且在一個時期內廣泛流行,具高度傳染性。

正如《黃帝內經‧素問》所云:「五疫之至,皆相染易,無問大小,病狀相似。」為與一般四時感冒相區別,中醫學稱為「時行感冒」。

甲型流感屬於「溫疫」範疇

根據是次甲型流行性感冒的臨床病徵(包括頭痛、發熱、肌肉痠痛、全身乏力、流涕、咳嗽、咽痛等)、傳染性及流行性等方面,在中醫學屬「溫病」的「風溫」範疇,如已出現爆發大流行,則又屬於「溫疫」範疇。風溫是指感受風熱病邪所引起的急性外感熱病。清代名醫葉天士所著的《溫熱論》中提到:「溫邪上受,首先犯肺,逆傳心包。」病邪一般從口鼻而入,先侵犯肺經,初起以發熱、惡風、咽痛、咳嗽等肺衛症狀。

本病傳變較快,如病邪從肺順傳到胃,則可表現為腹痛泄瀉;如邪熱逆傳心包,則可見神志異常,甚則可危及生命。

治療方法

　　中醫治療疾病一向重視整體觀念及辨證論治，因此，在「天人相應，三因制宜」的治療原則下，對於時行感冒的治療，要掌握天時變化，了解地域水土差異，根據病人不同體質特點，達至因時、因地、因人（三因）制宜。

　　按中醫溫病發展的規律，在治療上一般按溫病衞、氣、營、血進行辨證分型論治，臨床上以衞氣熱最為多見。

風熱襲肺 （衞）

證候　發熱重、惡寒輕、頭痛、有汗、口渴、咽乾喉痛、尿黃。

治法　辛涼解表，宣肺泄熱。

處方　銀翹散（《溫病條辨》）加減（銀花，連翹，淡竹葉，牛蒡子，蘆根，桔梗，荊芥，薄荷，甘草，板藍根）。

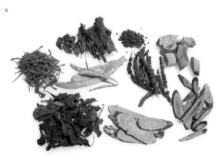

熱盛壅肺 （氣）

證候　高熱、咳嗽、氣促、痰白黃而黏、咽癢痛、口乾咽燥、尿黃、大便乾結。

治法　清熱宣肺，利咽止咳。

處方　麻杏石甘湯（《溫病條辨》）合千金葦莖湯（《備急千金要方》）加減（麻黃，北杏，石膏，甘草，葦莖，桃仁，薏苡仁，冬瓜仁，貫眾，魚腥草）。

外寒內熱（衛、氣）

證候　高熱、惡寒、周身痠痛、無汗、頭痛、喉痛咳嗽、心煩不寐。

治法　解肌清熱，發汗散寒。

處方　柴葛解肌湯（《傷寒六書》）加減（柴胡，葛根，甘草，黃芩，石膏，羌活，白芷，桔梗，野菊花，銀花，連翹，板藍根，貫眾）。

肺熱移腸（氣）

證候　發熱、咳嗽、口渴、腹瀉、大便色黃臭穢、肛門灼熱疼痛、腹微痛。

治法　清熱止瀉。

處方　葛根黃芩黃連湯（《傷寒論》）加減（葛根，甘草，黃芩，黃連，白頭翁）。

預防

《黃帝內經·素問》：「正氣存內，邪不可干」、「邪之所湊，其氣必虛」。疾病發生與否，與人體的正氣強弱有密切關係。當人體臟腑氣血功能正常，正氣旺盛，陰陽平衡，經絡氣血通暢，皮膚衛外固密，使外邪難以入侵，內邪難於產生，就不會

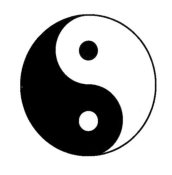

發生疾病；反之，當人體臟腑氣血功能失常或低下，正氣偏虛，陰陽失衡，經絡氣血不暢，皮膚衛外失固，致外邪乘虛而入，臟腑功能紊亂也易生病邪，則容易引發疾病。

要做到未病先防，必先培養身體正氣。要預防流感，也必須從生活習慣及個人護理開始：

- 「虛邪賊風，避之有時」，須因應天氣改變而及時增添衣物，免受風寒，也要避免淋雨。
- 「飲食有節」，飲食時間要有規律，同時避免進食過多生冷燥熱之品，免傷脾胃。
- 「起居有常」，作息時間要有規律，注意日常生活的勞逸結合。
- 「適當鍛煉」，可按個人喜好及體質選擇不同的運動，如太極拳、八段錦等都是鍛煉體格的保健方法。
- 「精神內守，病安從來」，保持心情舒暢愉快，情緒穩定也是防病重要的一環。

保健湯水

流感流行季節，除可根據個人不同情況服用下述介紹的食療外，也可用野菊花、貫眾各 5 錢泡水當茶喝，並以 2% 鹽水漱口。除了內服中藥預防保健外，亦可用薰蒸法：食醋薰蒸法是每立方米空間用食醋 3~5 毫升（ml），放在容器內，再加溫火加熱至食醋蒸乾，每日或隔日一次，連用三天；另外，也可在室內燃燒具有芳香辟穢藥性的中

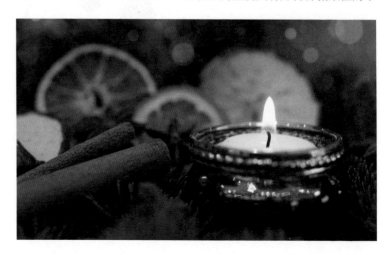

藥如蒼朮、佩蘭等煙燻以預防流感病毒的傳播。

　　茲按不同體質，介紹下列一些保健食療配方，供參考服用。

雪梨馬蹄湯

材料　雪梨（洗淨去皮核，切片）1 個，馬蹄（洗淨去皮，切片）1.5
　　　兩，沙參 1 兩，羅漢果 1/4 個。

製法　將材料加水煎煮約 30 分鐘，代茶飲。

功效　清潤肺燥，養陰生津。主要用於平素陰虛燥熱人士作預防
　　　之用。

銀菊湯

材料　銀花 3 錢，菊花 4 錢，
　　　桑葉 2 錢，板藍根 2
　　　錢，葛根 5 錢，甘草
　　　2 錢。

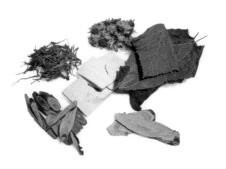

製法　將材料加水適量煎煮
　　　約 20 分鐘，涼服。

功效　清熱解毒，透表祛
　　　邪。主要用於流感爆發期間，健壯人士服用，以增強抗病能力。

加味玉屏風湯

材料　黃芪 8 錢，白朮 3 錢，防風 2 錢，陳皮 1 錢，生薑 2 片，大
　　　棗 4 枚。

製法　將材料加水煎煮約 1 小時。

功效　補氣固表，調和營衛。主要用於平素氣虛體弱，容易感冒人士
　　　作預防之用。

　　註：以上各方均可作 2~3 人用，一般連服 2~3 劑，停 2~3 天，以後每周再服 1~2 劑，以作保健預防之用。如有任何問題，可向中醫師查詢。

服用中藥保健湯水時需注意事項：

· 老人、兒童應在中醫師的指導下適當減量服用。

· 慢性疾病患者及婦女經期、產後慎用，孕婦忌用。

· 預防感冒的中藥不宜長期服用，一般服用 3~5 天。

· 服用期間或服用後感覺不適者，應立即停止服藥並及時諮詢中醫師。

· 對上述藥物有過敏史者禁用，過敏體質慎用。

· 不要輕信所謂的秘方、偏方和驗方。

第 3 章

防備流感

流行前的防備

個人生活

增強身體抵抗力

靠自己的抵抗力去預防各種傳染病，是經濟和有效的最佳方法。增強身體抵抗力，應該多做運動，充分休息，有益的娛樂，飲食均衡，不要吸煙。

健康之道，着重於身體功能上的需要和良好的生活習慣，所以服食保健食品和強身健體的藥物，也要根據身體機能和狀態及生活節奏的互相配合，才能發揮較佳效果。

現時市面上出現一些有害或有副作用的產品，長期使用會危害身體健康。

人的身體亦有如機器一樣，要保護、保養和避免損耗，常常保持良好的習慣，才能確保健康和運作正常。

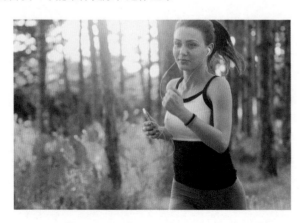

心境開朗和作息有時，對身體健康非常重要。均衡飲食包括少油、少鹽、少糖和高纖維的飲食習慣，加上適中的體重，可以降低患上慢性疾病的風險。

經常運動可維持身體的機能，加速新陳代謝和血液循環，有助減壓和幫助維持適當的體重，又令人容光煥發和精神奕奕。

適當的文娛活動，會令人心

| 良好生活習慣 |

- 均衡飲食
- 作息有時
- 充分休息
- 有益娛樂
- 心境開朗
- 多做運動
- 不要吸煙

情愉快，而且不是所有文娛活動都是高消費及耗時間的，只要悉心安排，便可在餘閒時間去進行一些輕鬆的娛樂。

我們生活的環境亦對健康有莫大的影響，一個和諧、整潔和寧靜的工作間、家居和社會，對所有人都有益。

接種流感疫苗

現時的流感疫苗是預防季節性流感，即是每年都流行的季節性流感，及防止出現併發症的有效方法之一。

衛生防護中心的「疫苗可預防疾病科學委員會」建議下列人士每年接種：

- 懷孕婦女。
- 居於安老院的長者。
- 殘疾人士院舍的長期宿友。
- 50 歲或以上的長者。
- 長期病患者。
- 醫護人員。
- 家禽業從業員。
- 6 個月大的幼兒至 11 歲兒童。

標準接種是一劑，3 歲以下兒童的劑量是成人的一半，而 9 歲以下兒童首次接種要在相隔 4 星期接種兩劑疫苗。

衞生習慣

養成健康衞生習慣，勤洗手，避免接觸眼睛、鼻或口；在咳嗽或打噴嚏的時候，要以紙巾或手掩住口鼻，並將用過的紙巾妥善棄置於有蓋垃圾桶內和記住立即洗手，大多數人在咳嗽或打噴嚏後沒有洗手的習慣，為自己和其他人增加了染病的風險；進食前、處理食物前及在大小便後，一定要洗手；保持環境清潔和空氣流通；不要吸煙。

心理衞生

面對傳染性疫症可能來臨，內心非常擔憂或恐懼，是十分常見的，因為如果我們完全沒有任何防備疫症的心態，一旦疫症具有高度傳染性及致命性的話，後果便會很嚴重。但是過度的擔憂或恐懼，卻會對我們的精神健康造成不良的影響。

要保持良好的心理狀態，首先是本地及國際的衞生機構能夠提供清晰和足夠的有關疫症的知識及資料，避免因誤解疫情、公共措施、治療與預防的方法或抗藥性等各方面的資訊，而造成無謂的憂慮和恐慌。

另外，對事物保持正面的心態，也能夠幫助我們持續地及有效地維持各種預防措施。

防病意識

確保家中常備探熱用具、清潔液、漂白水、紙巾、口罩、退燒藥等物品，需要清楚認識和了解流行性感冒，特別是其傳播途徑、傳染方法、治理及預防等各方面，並且瀏覽衞生署衞生防護中心的網頁，增加對流感的認識和保持接收流感的最新資訊，加強防病的意識。

兒童篇

健康生活

平時養成健康的生活習慣，有助增強兒童的抵抗力，減少患病的風險。飲食方面要注意均衡營養，即是少油、少鹽、少糖和高纖維，不偏食，並且要多飲水，多吃蔬果，而零食、快餐和汽水

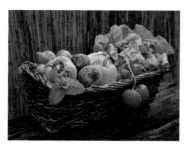

等，則適可而止；心理方面，孩子要常保持心情開朗，避免習慣鬧情緒；體格方面，體重要適中，避免過胖或過瘦，平時更須要多做運動。

接種季節性流感疫苗

建議 6 個月大的幼兒至 11 歲兒童可接種一劑疫苗，3 歲以下兒童的劑量是成人的一半，而首次接種的兒童要在相隔 4 星期接種兩劑疫苗。

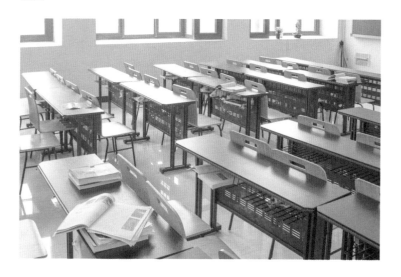

衞生習慣

養成良好的衞生習慣，勤洗手，不可用手直接揉眼睛、撩鼻或口；咳嗽或打噴嚏的時候，要以紙巾或手掩住口鼻；進食前及在大小便後，一定要洗手。

心理衞生

成人應與家中的年幼兒童多溝通，向他們提供正確及適量的資訊，使他們對流感有恰當的防範心態但不會過度擔憂。

| 健康生活 |
· 均衡飲食
· 多飲開水
· 多吃蔬果
· 心情開朗
· 不鬧情緒
· 多做運動

長者篇

增強身體抵抗力

一般長者的身體機能出現退化，感染流感及其他傳染病的風險因而較大，出現併發症的機率也較高，故有必要增強自身的抵抗及防疫能力。

平時多作休息，配合適量運動；多些消閒，保持正常社交生活；飲食均衡，不要吸煙，少飲酒；保持心境開朗，常帶笑容，不為煩瑣事情費神。

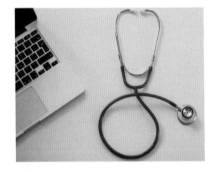

養生方面，可根據個別體質，服用有信譽和優質的保健食品和藥物，然而服用前，應先諮詢家庭醫生或中醫師的意見。

接種季節性流感疫苗

政府為居於安老院的長者、65 歲或以上的長者及長期病患者接種疫苗。

衞生習慣

維持良好的衞生習慣,可幫助減低感染的風險。家居要常清潔,保持室內環境溫暖和空氣流通,並緊記在飯前飯後以及大小便後,一定要洗手;有咳嗽或打噴嚏時,要以紙巾或手掩住口鼻,並立即洗手。

另外,確保家中常備探熱用具、清潔劑、洗手液、漂白水、紙巾、口罩、退燒藥等物品,以及家人的電話和求助熱線的號碼。緊記在天氣轉冷時要及時添衣及戴帽子,以免着涼。

| 增強身體抵抗力 |
- 適量運動
- 多些消閒
- 多作休息
- 正常社交
- 飲食均衡
- 不要吸煙
- 避免飲酒
- 心境開朗

心理衞生

由於身體機能的狀況較差,長者對自己可能受感染的較高風險而感到擔憂。

家人宜與家中長者保持良好溝通,提供正確及最新的資訊,明白長者的需要和開解他們的憂慮,使他們能夠對流感採取恰當的應對方法,不會過度擔憂。

防病意識

多留意報紙及各電台、電視台有關流感的資訊,增加防病的意識。

流行期的防備

個人生活

自我照顧

在流感大流行期間，社會對醫療服務的需求比平常大，整個醫療體系及關連的服務，特別是公營醫療機構，將會承受沉重壓力。

因此，個人的自我照顧非常重要，要保持強健體魄，以防患病。

要增強身體抵抗能力，大家必須要適時休息，保持充足睡眠，多喝開水，並多食有營養和易消化的食物。還有，不要吸煙，多做運動，繼續保持良好的健康習慣。

| 自我照顧 |
· 適時休息
· 睡眠充足
· 多喝開水
· 多吃有營養和易消化的食物
· 多做運動
· 不要吸煙

衞生習慣

加強衞生習慣，保持環境清潔和空氣流通，能將感染的風險減低。

一定要勤洗手，避免接觸眼睛、鼻或口，在咳嗽或打噴嚏的時候，要以紙巾或手掩住口鼻，並將用過的紙巾妥善棄置和立即洗手。

在進食前、處理食物前及在大小便後，一定要洗手；不要吸煙。

如無必要，不要前往人多擠迫和空氣不流通的地方。有需要時，正確使用口罩。

心理衞生

在人類歷史上曾經出現多次各種傳染性疫症的大流行，除了對病患者在生理上有所損害外，對患者、其家人及其他非患病的大眾，不但在心理上有壓力，甚至會在對患者或疑似患者的隔離或治療的過程中，出現「歧視」他們的不良現象。這種情況在過往的痲瘋、肺癆、鼠疫或是愛滋病中也曾發生過。

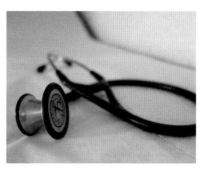

其實，只要對傳染性疫症的傳播方式有充分的了解，並採取適當的預防措施，我們既不用過度擔憂，也可以使患者不用擔心負面的標籤而延誤就醫，相對地更加能夠防止疫情的蔓延。

任何人士如感到情緒不安或精神受到困擾的話，便應去見醫生。

防病意識

當流感大流行出現時，一定要多留意政府在網上及其他媒體公佈的最新消息和關於流感大流行各方面的情況，關注疫情的發展，以及其他特別事項的宣佈，如有關醫療服務的安排、旅遊消息、港口檢疫、停課及大型活動的公佈及指引等，經常瀏覽衛生署衛生防護中心有關抗疫及防疫的網頁。同時，確保家中常備探熱用具、清潔液、漂白水、紙巾、口罩、退燒藥等物品。

加強個人衞生，在出現流感的病徵時，就應該儘快去見家庭醫生，特別是兒童、長者、體弱人士及長期病患者。

病情較輕者應定時檢查體溫和留意身體的變化，有發燒時可依照包裝指示或醫生囑咐服用退燒藥物，若然病情持續或轉為嚴重時，便應該去看醫生。

患病期間，應留在家中休息，減少外出，避免與人接觸，切勿上班或上學，避免把病毒散播。

兒童篇

家人及學校的照顧

在流感大流行期間，我們要保護兒童，防範他們受到感染。

家長的責任很大，必須積極維持兒童健康的生活習慣，避免帶兒童到人多擠迫

| 家人及學校的照顧 |
- 健康生活習慣
- 多喝開水
- 多做運動
- 避免去人多擠迫的地方

的地方，減少受感染的機會；家長亦須和學校保持緊密聯繫，根據政府的指示，配合其相應的措施，將傳播的幅度減至最低。

衞生習慣

家長及照顧兒童的成年人，一定要督促兒童養成正確的衞生習慣：

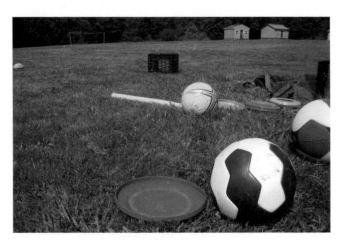

勤洗手，不要亂摸任何東西，不要用手直接揉眼睛、撩鼻或口；咳嗽或打噴嚏的時候，要以紙巾或手掩住口鼻；飯前飯後及大小便後，一定要洗手。有需要時，協助他們正確使用口罩。

心理衞生

流感大流行期間，兒童的日常生活也會受影響，例如停課安排。

長時間的停課假期會使學童有更多空餘時間，家長也要為他們安排在停課期間的照顧而大費周章。

家長除了在病理方面提供正確及適量的流感資訊外，也要為子女安排日常的生活作息，例如要避免他們長時間玩遊戲機，以免他們在流感結束後未能迅速恢復平常的時序，妨礙日常生活。

長者篇

協助長者自我照顧

流感大流行期間，長者的家人及其照顧者，必須協助長者自我照顧，提醒他們要多休息，睡眠要充足，注意保持溫暖，要多喝水，並進食有營養和易消化的食物等等，增強自身的抵抗及防疫能力，減低感染流感的機會。

衞生習慣

維持良好的衞生習慣，保持環境清潔和空氣流通，勤洗手，避免接觸眼睛、鼻或口，在咳嗽或打噴嚏的時候，要以紙巾或手掩住

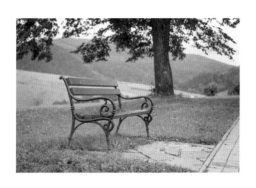

口鼻，並將用過的紙巾妥善
棄置和立即洗手。

記着在進食前、處理
食物前及大小便後，一定
要洗手；不要吸煙。

如無必要，不要前往
人多擠迫和空氣不流通的
地方。有需要時，正確使
用口罩。

另外，確保家中常備
探熱用具、清潔液、漂白
水、紙巾、口罩、退燒藥等
物品，以及家人的電話和求
助熱線的號碼。

緊記在天氣變冷的時
候要及時添衣及戴帽子，以
免着涼。

| 協助長者自我照顧 |
· 多休息
· 睡眠充足
· 注意保暖
· 多喝水
· 多食有營養和易消化的食物
· 不要吸煙

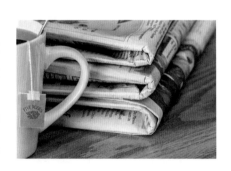

心理衞生

長者平日的社交生活及接觸，可能會因為流感大流行而有所減
少，這樣可能會對他們的情緒有所影響。家人宜多些關心家中長者的
情緒，有需要時可尋求專業人士的協助。

防病意識

長者的家人及其照顧者要經常向長者提供有關流感的資訊，增加
防病的意識。

防護多面睇

　　流行性感冒具有高傳染性，是常見的急性呼吸道傳染病，由過濾性病毒引致。香港在每年的 1~3 月及 7~8 月期間為高峰期。一般人士患上流感需一星期左右才能自行痊癒，在這段期間，患者需要有充足的休息及睡眠。由於流感大流行期間會影響整個社會或整個地區的正常運作，如學生暫停上課，飲食行業及旅遊業等大受影響，經濟受到極大的衝擊。

　　如果對流感有正確的認識及了解，在流感大流行期間，就不致手足無措。每個人都做好防疫準備，各行各業及各界人士上下一心、齊心協力齊防疫，一定能夠渡過這艱苦時期。對抗流感應從個人做起，每個人都需要提高警覺，做好個人衛生，少生疾病，將抗疫的健康訊息向外推廣，對整個社會及國家，甚至全世界，都是最有效、最簡便及最有利的方案。

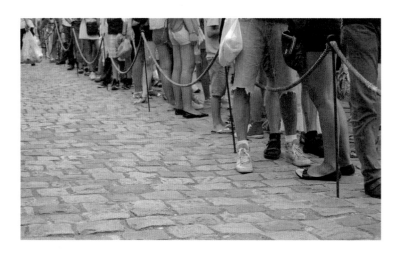

「要戰勝疫情，我們必須加強衛生，顧己及人，提高警覺。」做好防疫工作，我們一同響應香港政府的呼籲：

- 經常洗手，咳嗽和打噴嚏時遮掩口鼻。
- 保持環境衛生和空氣流通。避免前往人多擠迫、空氣不流通的地方。
- 若出現流感病徵，應立即佩戴口罩及儘早求醫。留在家中休息，避免與人接觸，切勿上班或上學，並延遲旅程。
- 留意政府發出有關醫療服務安排、旅遊、港口檢疫、停課及終止大型活動的公佈及指引。

家居

家居抗疫一條心，應從個人先做起

保持良好健康狀態及習慣：要有均衡的飲食、注重四季養生、充足休息和睡眠、多喝開水、戒煙少酒、適當運動、保持心情愉快、避免精神壓力過大。

勤洗手：打噴嚏或咳嗽後、處理食物前後、到醫院或院舍探訪後、接觸過公眾物件或接觸過動物或家禽後、雙手有機會被呼吸道分泌物弄污，應立即用梘液、70% 酒精或清潔搓手液清潔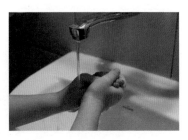雙手，更要避免用手接觸眼、鼻及口，並在打噴嚏或咳嗽時，用紙巾或手帕遮掩口鼻。

盡量避免到人多擠迫的地方：人多擠迫地方或空氣不流通地方，容易受到感染，有需要時可佩戴口罩。

避免將疾病向外傳染：患有呼吸道感染徵狀或發燒時，應戴上口罩，避免到人擠迫的地方，亦應請病假，切勿上班或上學，並及早就醫，告知醫生有關外遊記錄。

家居清潔又衞生，人人健康樂安居

保持室內空氣流通，足夠新鮮空氣：在家況盡量打開窗戶，少用冷氣機，保持空氣流通，如有需要可使用風扇或抽氣扇，增加室內空氣流通度。

保持空調設備正常運作：冷氣機或空氣清新機的隔塵網，必須定期檢查及更換，保持清潔，避免滋生病菌。

保持家居及環境衞生整潔：家居應定期清潔和消毒，有需要可用1比99稀釋家用漂白水（即1份漂白水加進99份水中），作為日常家居的清潔消毒劑，待乾後，應用水清洗並抹乾。

妥善處理被污染物：家居的地板、傢具或衣物，如被呼吸道分泌物或排泄物污染，需用即棄式毛巾或紙巾把髒物清潔，把污染物棄置於有蓋的垃圾筒內，並使用1比49稀釋家用漂白水消毒，待15~30分鐘後，用水清洗並抹乾。

保持個人用品清潔：定期更換清潔床上用品（枕頭套、床單及被套）。

保持浴室整潔：浴室用品應保持清潔及定時更換，可用1比99稀釋家用漂白水清洗廁所和浴缸，定期注水進排水口內，避免臭氣或昆蟲經排水口進入室內，經常檢查渠管及查看有沒有滲漏，並保持渠管暢通。

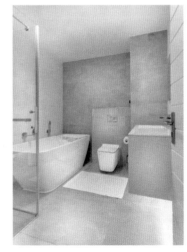

辦公室

室內空氣要流通，員工生病勿返工

勤洗手：雙手需時常保持清潔，如雙手沒有明顯污垢時，可用酒精搓手液消毒雙手；雙手如被呼吸道分泌物污染，例如打噴嚏或咳嗽後，應立即用梘液洗手，避免用不潔的雙手直接接觸眼、鼻及口；打噴嚏或咳嗽時應用紙巾掩蓋口鼻，將用過的紙巾棄置於有蓋垃圾箱內，並立即用梘液洗手，常備洗手梘液及乾手機或即棄抹手紙，以供洗手之用。

身體不適：應留在家中，勿上班；若員工生病，應讓他們退勤，減少接觸其他人，以免將病菌傳染給他人；如有流感症狀或發燒，應戴上口罩，並及早求醫；職員病假紀錄要清晰。

保持室內空氣流通：辦公室、會議室、廁所盡量保持窗戶開啟及確保空調系統有良好的保養，並開動抽氣扇以保通風充足。

避免使用公共物品：出外用膳應使用公筷，應避免使用公共毛巾。

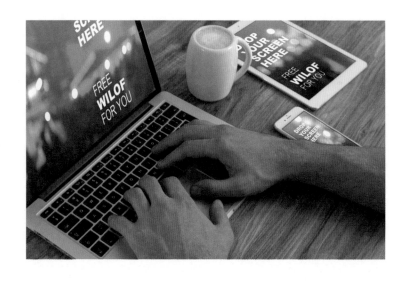

學校

課室師生人口多，校園清潔保安康

　　勤洗手：雙手需時常保持清潔，如雙手沒有明顯污垢時，可用酒精搓手液消毒雙手；雙手如被呼吸道分泌物污染，例如打噴嚏或咳嗽後，應立即用梘液洗手，更避免用不潔的雙手直接接觸眼、鼻及口；打噴嚏或咳嗽時應用紙巾掩蓋口鼻，將用過的紙巾棄置於有蓋垃圾箱內，並應立即用梘液洗手，常備洗手梘液及乾手機或即棄抹手紙，以供洗手之用。

　　保持校園衛生：公眾地方及用品需定時消毒及保持清潔，不要隨地吐痰，應將口鼻分泌物用紙巾包好，棄置於有蓋垃圾箱內；需定時消毒及保持清潔噴射式飲水器，提醒學生在飲水時不應與噴水口防護裝置有直接接觸，並且嚴禁吐痰在飲水器內，最好是鼓勵學生使用個人水杯或水壺；保持操場、課室、實驗室、禮堂、地面、門窗、廁所及更衣室清潔乾爽。

　　身體不適：應留在家中，勿上班或上學；若教職員工生病，應讓他們退勤，減少接觸其他人，以免將病菌傳染給他人；如有流感症狀或發燒，應戴上口罩，並及早求醫；同學及教職員病假記錄要清晰。

　　保持室內空氣流通：課室、辦公室、禮堂、廁所及更衣室盡量保持窗戶開啟及確保空調系統有良好的保養，並開動抽氣扇，以保通風充足。

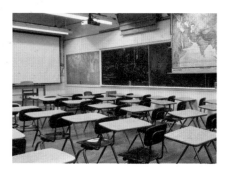

加強學生及教職員的健康意識：制訂好防備流感的相關方案，加強舉辦健康推廣活動。

減少集體活動：對於參加活動的人數必須控制，避免過份擁擠，可登記參加者的健康資料，安排參加者量度體溫，以便追蹤感染源頭及接觸者。

公共場所

公眾場所人多多，地方清潔保平安

勤洗手：雙手需時常保持清潔，如雙手沒有明顯污垢時，可用酒精搓手液消毒雙手；雙手如被呼吸道分泌物污染，例如打噴嚏或咳嗽後，應立即用梘液洗手，更避免用不潔的雙手直接接觸眼、鼻及口；打噴嚏或咳嗽時應用紙巾掩蓋口鼻，將用過的紙巾棄置於有蓋垃圾箱內，並應立即用梘液洗手，常備洗手梘液及乾手機或即棄抹手紙，以供洗手之用。

如有流感徵狀或發燒：應戴上口罩，盡量避免到人多的地方和將疾病傳染給其他人，並及早求醫。

保持交通工具空氣流通：盡可能將車窗和船窗打開，將鮮風入口量調校至最大，增加鮮風流量，保持空氣流通。

保持交通工具環境衞生：必需加強車廂和船艙內的清潔及定時消毒，以 1 比 99 稀釋家用漂白水清潔車廂和船艙；待乾後，用清水再清潔；每班車及船入總站後，可派專員監察車廂和船艙內清潔狀況。

外出公幹或旅遊

出外旅遊勞累多，保持健康免生病

旅客需密切關注目的地流感狀況：留意衛生署、世界衛生組織及目的地公共衛生當局的最新資訊，包括目的地流感疫情現況、緊急應變級別、旅遊通告及遵循當地公共衛生部門的健康指引，認識防疫的知識。

旅客必需注意個人衛生：充足的休息，均衡的飲食，避免進食不潔的食物，及多喝清水；經常洗手或用酒精搓手液潔手；避免到人多擠迫的地方、醫院或接觸病人；如在起行前 7 日內有流感徵狀或發燒，應押後或取消外遊計劃；如於旅遊期間出現發燒及呼吸道感染徵狀，必須戴上口罩及前往診治；如果在返港後出現類似流感徵狀，應及早去見醫生。

旅客需配備充足的個人保護用品：個人保護用品包括外科口罩、酒精潔手液、酒精濕紙巾、適量的藥物以及體溫計。

旅客應注意自己的健康狀況：根據目的地衛生當局的要求正確地填寫健康申報表。

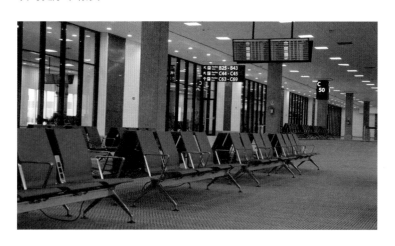

其他防護措施

運動與流感

　　培養恆久及適量的運動成為生活習慣，可以改善健康，已是一種通識，但是當我們正處於流感大流行的時段，面對被感染的危機，需要減少戶外或室內運動，以減少受感染的機會，也可通過運動來預防流感。如前面所述，其實我們只要稍為調節一下生活習慣，便可以有效預防受到流感感染，而日常運動的習慣亦是同樣道理。

　　運動的好處眾所周知，適量及經常的運動可以加強心肺功能。中度運動能強化免疫系統的功能，從而減少患上上呼吸系統感染的機會；而在上呼吸系統感染及免疫系統保護層面上，中度運動（例如急速走

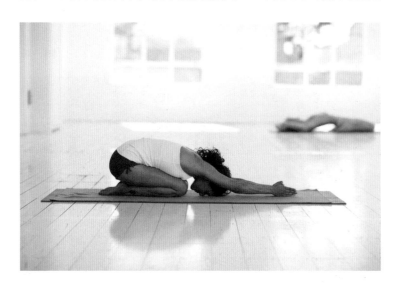

路）比起完全無活動更能縮短發病的日數。中度運動可定義為一個人的能力範圍內極易完成的運動，讓個人輕鬆地持續進行該運動一段長時間，約為 45 分鐘，運動的起始及進程均循序漸進，並且通常是不帶競爭性。

但是，亦有文獻論述劇烈運動會增加患上上呼吸系統感染的機會，這是由於強度運動會短暫地壓抑免疫系統的功能，形成容易受感染的「空窗期」。劇烈運動可定義為運動造成的新陳代謝率高於 6 METs，1 MET 是人體安靜坐着時消耗的能量（氧氣），MET 越高代表身體運動得越劇烈。

一般情況下，維持適度的運動量，對預防流感是有幫助的；不過，如果運動員有必要接受較劇烈訓練計劃的話，訓練前期的準備，例如場地的選擇、預防感染的措施、循序漸進的訓練計劃、相關醫療專業意見，以及運動員與教練的認知和共識等，都是十分重要的。

五大信念

- 維持已建立的健康目標，不要被流感大流行破壞。
- 堅持運動個人化，根據自己的身體質素而決定安全的運動，別因害怕染上流感而強行增加或減少。
- 保持了解自己的身體狀況，計劃運動訓練時要配合相關的健康檢查，避免潛在的病情發作。
- 適當的信任自己，不要高估自己的體能，但亦別低估自己恆久做運動的信心。
- 支持並鼓勵家人及朋友一起做運動，發揮團隊精神。

三大注意

運動前

- 如果身體不適，例如發燒、咳嗽或打噴嚏等病徵時，就不應

該做運動，並儘快看醫生。

· 不要在感到疲倦的情況下做劇烈運動。

· 若患上急性疾病，例如上呼吸系統感染、腸胃炎等，便不適宜運動。

· 患有慢性病患者，例如心臟病、糖尿病等，在計劃做運動前，請先向醫生查詢。

· 準備手帕或紙巾，以便在運動時使用。

· 選擇乾爽、光線充足和空氣流通的場所做運動。

· 注意環境的氣溫，別在酷熱潮濕的中午或空調過份開放的室內場所做運動。

· 選擇安全的場地：如運動場所有否提供洗手、消毒及急救用品，以及工作人員的援助等，是否鄰近醫院。

· 運動前要補充身體的水份：請自備私用水壺。

運動期間

· 謹記要做不少於 15 分鐘的熱身運動，如牽拉運動等。

· 接觸公用物件後應洗手。

· 運動期間，打噴嚏或咳嗽時應掩蓋口鼻，並立刻洗手。

· 如需觸摸眼睛、口或鼻時，請先洗手。

· 不要在運動場地隨便吐痰或亂拋棄用過的紙巾。

· 運動時要注意補充身體的水份。

· 避免與他人共用毛巾、食物及飲料。

· 適時地洗手。

· 運動期間感到痛楚或不舒適時，應立即休息。

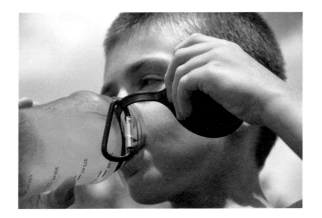

運動後

· 離開時請洗手。

· 運動後亦要補充身體水份。

· 回家後，應儘快洗澡以清除身上的污垢。

· 須儘快清潔用過的衣物及運動用品。

· 如運動後感到身體不適，而在稍作休息後仍未有改善的話，
便應儘快看醫生。

接種流感疫苗

　　每年秋季，衛生署都會呼籲市民接種流感疫苗，市民均積極響應
參與。可是有部分人士對疫苗的效能仍然存疑，亦有不少父母擔心疫
苗會引起很多副作用。其實，我們只需深入了解，便體會衛生署為何
作出這樣呼籲，明白為何世界衛生組織指出接種疫苗是預防特定傳染
病的最有效方法。

下列人士應考慮接受接種季節性流感疫苗

- 長者：50 歲或以上。
- 居住老人院及弱智人士宿舍的人士。
- 醫護人員及長者宿舍同工。
- 體弱及長期慢性病患者：哮喘、長期氣管病患者、先天性心臟病患者、腎病患者、糖尿患者、酗酒及長期吸煙人士、嚴重癡肥、愛滋及免疫失調者。
- 6 月齡至 11 歲孩子。
- 育嬰園、幼稚園老師及工作人員；照顧 6 個月大以下嬰兒的家人。
- 懷孕或即將懷孕婦女。
- 高危職業人士：禽畜業。
- 計劃即將接受手術者。

流感疫苗能有效地提升免疫功能

疫苗是根據我們自身的免疫原理而設計的，分「滅活」及「減活」兩種。製造「滅活疫苗」，首先是要將流感病毒殺死，排除雜質，然後才注射於人體內，適合用於一般人士，尤其是幼兒及體弱多病的長者。

「減活疫苗」是經噴鼻放於人體內，病毒並未完全死去，所含的毒性只是被減弱而已，故只適合於 5~50 歲身體正常的人士。因疫苗內的病毒已經死亡或減弱，一般來說，它們不會令接種者因而發病，但卻能有效地刺激免疫系統。

接種疫苗 2 星期後，身體便會產生抗體，然後在體內免疫系統留下記憶。當下次遇到真的病毒入侵時，抗體濃度便會在短期內迅速及大量地提升，抵抗疾病的發生。接種流感疫苗後，約 70%~80% 成年

人會產生抗體，幼兒及長者可能略低，但一般都在 50% 以上，維持 1 年以上。

接種流感疫苗可減少患病及死亡

流行性感冒並不是傷風咳嗽，每年全球死於季節性的流感人數高達 25~50 萬，單以美國為例，每年因此病及有關連的疾病而死亡的人數超過 3 萬。在香港，嬰幼兒、長者及長期病患者感染率極高，引致併發症如肺炎、高熱抽搐等亦十分普遍，嚴重的更會導致心肌炎、腦炎及器官衰竭，導致很多人需入院治療，死亡人數每年亦超過 1,000 人。

要預防流感，單靠一般衛生措施及健康生活模式是不足夠的，而接種疫苗卻可減少孩子患病的次數，減少肺炎、曠課率、入院率及死亡率。據香港大學兒科學系統計，甲型流感是幼兒高熱痙攣的最常見原因，如孩子接種了流感疫苗，不但會保護孩子，亦會減少孩子從幼稚園帶病毒回家，間接保護家人。日本最近研究指出，每 420 名孩子接種流感疫苗後，便可能減少 1 名長者因患流感而死亡。如大部分學童都參加接種疫苗，群體保護能力便會加強，流感大流行發生時亦會更容易受控制。

流感疫苗接種後的反應

流感疫苗的安全性很高，所引起的反應很少，相比所能預防的傷亡，可謂微不足道。

接種疫苗後，最常見的反應多是局部的，接種部位可於數小時至 24 小時內出現紅、腫、痛。

這通常是很輕微的，在 48 小時內不需治療而消失。約 10% 可能會有發熱，大部分只屬低熱（38.5℃），一般持續 1~2 天。有小部分

人士可能會有流鼻水、咳嗽、肌肉痛、疲倦、頭痛、眩暈、怕冷、全身不適、噁心、嘔吐及腹瀉等現象，多數於接種當天出現，48 小時內自行消退，很少會持續 3 天以上。

接種流感疫苗後，超常反應十分少見，有些人士會感覺頭暈、昏厥、面色蒼白、出冷汗及脈搏弱，多數是因驚慌造成，亦有些個案是因睡眠不足和注射前沒進食有關。

嚴重性反應例如血清病及吉巴士神經性癱瘓實為罕有，發生率低於一百萬分之一，但父母亦應留意孩子在注射後有否眼結膜腫脹、氣促、胸悶、血壓低、水腫、神志遲鈍，甚至休克等現象。

如有懷疑，必須及早聯絡家庭醫生或到急症室求診。

禽流感疫苗

沙士一疫令全世界醫學界關注傳染病大流行，其中最令人擔憂的是禽流感，因為禽流感 H5N1 引致的死亡率高達 60%，而人類對這種病並沒有抵抗力。

過往，各大疫苗廠積極研究禽流感疫苗，成就斐然。現在已成功製成「禽流感前期疫苗」，不但成功地掌握疫苗的抗原份量和效能，亦能令副作用減至最低，安全性很高。最近更證實疫苗能提供跨種交叉保護，成果令人鼓舞。如禽流感大流行不幸出現，立即大量生產禽流感疫苗，可助人類避過一劫。

防疫中藥錦囊

中醫學認為，感冒是因身體感受風邪而致，一年四季均可發生，而流行性感冒的發生，多由外感疫厲之風熱毒邪所致，故此中醫學治療流行性感冒，主要是以「解表」和「清熱」兩類方法為主，本篇章簡介以下兩類中藥。

解表藥

凡能疏肌解表、促使發汗，用以發散表邪、解除表症的藥物，稱為解表藥。解表藥多屬辛散之品，辛能發散，可使外邪從汗而解，故適用於邪在肌表的病症。

解表藥雖能透過發汗解除表證，但汗出過多能耗散陽氣，損傷津液；因此，凡自汗、盜汗、熱病傷津以及陰虛發熱等症，都應慎用。

根據解表藥的性質，可以分為發散風寒（溫熱性質）、發散風熱（寒涼性質）兩類。

1. 發散風寒藥

發散風寒藥，性味多為辛溫，發汗作用較強。適用於風寒感冒，呈現惡寒發熱、無汗、鼻塞或流清涕、口不渴等寒象比較突出的表症。對於咳嗽氣喘、腳氣水腫及風濕痛等初起具有上述症狀的，也可應用。

麻黃

藥用	本品為麻黃科植物草麻黃及木賊麻黃的草質莖。
性味與歸經	辛、微苦，溫。入肺、膀胱經。

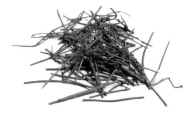

功效	發汗解表，宣肺平喘，利水。
臨床應用	1. 用於感冒風寒及麻疹透發不暢，風疹身癢等症。麻黃性溫辛散，能發汗散寒而解表，又可散風透疹。用於治外感風寒所引起的發熱惡寒、無汗等症，常與桂枝相須為用，有發汗解表的作用。本品既能宣肺，又能發散，可收透疹、平喘的效果。
	2. 用於咳嗽、氣喘。麻黃能宣暢肺氣而止咳平喘，故臨床往往用於治外邪侵襲、肺氣不暢所致的喉癢咳嗽、咯痰不爽或咳嗽緊迫、胸悶、氣喘等症。麻黃既能發汗，又能利尿，故適用於水腫而伴有表症者。

一般用量與用法　五分至三錢，煎服。

桂枝

藥用	本品為樟科植物肉桂的細枝。
性味與歸經	辛、甘，溫。入心、肺、膀胱經。
功效	發汗解表，溫通經脈，通陽化氣。

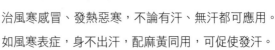

臨床應用	1. 用於風寒表症，桂枝辛溫，善祛風寒，能治風寒感冒、發熱惡寒，不論有汗、無汗都可應用。如風寒表症，身不出汗，配麻黃同用，可促使發汗。
	2. 用於水濕停滯所致的痰飲喘咳，以及小便不利等症，桂枝性溫，善通陽氣，因而能治療水濕停滯等痰飲病症，常與茯苓、白朮等配伍應用；桂枝又能通陽化氣，通利小便，常配合豬苓、澤瀉等同用。

一般用量與用法　一錢至三錢，煎服。

荊芥

藥用　本品為唇形科植物
　　　荊芥的莖葉及花穗。

性味與歸經　辛，溫。入肺、肝
　　　　　　經。

功效　祛風解表。

臨床應用　1. 用於風寒感冒，荊芥有發汗解表作用，且有祛風功效。
　　　　　　主要治療風寒感冒，發熱惡寒、無汗、頭痛、身痛等
　　　　　　症，常與防風同用。

　　　　　2. 用於麻疹透發不暢，荊芥有辛散作用能助麻疹透發，
　　　　　　常與薄荷、蟬衣、牛蒡子等配合應用。

一般用量與用法　一錢至三錢，煎服。

防風

藥用　本品為傘形科防風植物的根。

性味與歸經　辛、甘，微溫。入
　　　　　　膀胱、肝、脾經。

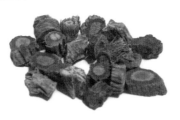

功效　祛風解表，勝濕解
　　　痙。

臨床應用　1. 用於風寒感冒，
　　　　　　有發汗解表作用，主要治療風寒感冒如發熱惡寒，頭
　　　　　　痛、身痛等症。防風解表以祛風為長，既能散風寒，
　　　　　　又能發散風熱，與荊芥作用相仿，故兩藥往往配合
　　　　　　應用。

　　　　　2. 用於風濕痹痛，防風能祛風濕而止痛，常配合羌活、
　　　　　　防己等治療風濕痹痛等症。

一般用量與用法　一錢至三錢，煎服。

2. 發散風熱藥

　　發散風熱藥，性味多為辛涼，發汗作用較為緩和，適用於外感風熱初起，發熱惡寒，而以口渴、有汗或無汗、咽喉腫痛等熱象比較突出的表症。

桑葉

藥用	本品桑科植物桑樹的葉。
性味與歸經	苦、甘、寒。入肺、肝經。
功效	疏散風熱，清肝明目。

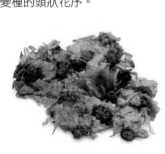

臨床應用　　1. 用於風熱感冒，桑葉善於散風熱而泄肺熱，治療外感風熱、頭痛、咳嗽等症候。

　　　　　　2. 用於目赤腫痛等症，桑葉不僅可用於風熱引起的目赤羞明，且可清肝火，對肝火上炎的目赤腫痛，可與菊花、決明子、車前子等配合應用。

一般用量與用法　　一錢至三錢，煎服。

菊花

藥用	本品為菊科植物菊及其變種的頭狀花序。
性味與歸經	甘、苦，微寒。入肺、肝經。
功效	疏散風熱，明目，清熱解毒，平肝陽。

臨床應用　　1. 用於外感風熱，菊花疏風較弱，清熱力佳，用於外感風熱常配桑葉同用。

2. 用於目赤腫痛，菊花治目赤腫痛，無論屬於肝火或風
   熱引起者，均可應用，因本品既能清肝火，又能散風
   熱，常配合蟬衣、白蒺藜等同用。

3. 菊花能平降肝陽，用於肝陽上亢引起的頭暈、目眩、
   頭脹、頭痛等症。

按語　　　菊花一藥，主要分白菊、黃菊、野菊。黃、白兩菊，都
　　　　有疏散風熱、平肝明目、清熱解毒的功效。

　　　　・白菊花味甘、清熱力稍弱，長於平肝明目。

　　　　・黃菊花味苦，泄熱力較強，常用於疏散風熱。

　　　　・野菊花味甚苦，強於清熱解毒。

一般用量與用法　五錢至一兩，煎服。

薄荷

藥用　　　本品為唇形科植物薄荷的莖葉。

性味與歸經　辛，涼。入肺、肝
　　　　經。

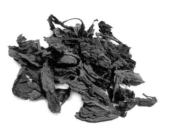

功效　　　疏散風熱，清利咽
　　　　喉，透疹。

臨床應用　1. 用於風熱感冒、
　　　　溫病初起有表症
　　　　者。薄荷為疏散風熱要藥，有發汗作用，主要用於風
　　　　熱表症、身不出汗、頭痛目赤等症。

　　　　2. 用於咽喉紅腫疼痛，薄荷清利咽喉作用顯著，主要用
　　　　於風熱咽痛，兼有疏散風熱作用，常配合牛蒡子、馬
　　　　勃、甘草等應用。

一般用量與用法　八分至一錢五分，煎服。宜後下。

葛根

藥用	本品為豆科植物粉葛的根。
性味與歸經	甘、辛，平。入脾，胃經。
功效	解表，透疹，生津。

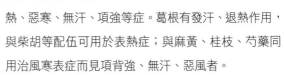

臨床應用　1.用於感冒、發熱、惡寒、無汗、項強等症。葛根有發汗、退熱作用，與柴胡等配伍可用於表熱症；與麻黃、桂枝、芍藥同用治風寒表症而見項背強、無汗、惡風者。

2.用於麻疹透發不暢。葛根有透發麻疹作用，因其兼有生津、止瀉功能，所以能治麻疹發熱口渴，或伴有腹瀉等症，常與升麻等配合應用。

3.用於胃熱口渴等症。

4.本品又能生津止渴，對熱病口渴，或消渴等症，可配麥冬、天花粉等同用。

一般用量與用法　五錢至一兩，煎服。

清熱藥

凡以清解裏熱為主要作用的藥物，稱為清熱藥。

清熱藥都是藥性寒涼，主要用於熱病高熱、痢疾、癰腫瘡毒，以及目赤腫痛、咽喉腫痛等各種裏熱證候。

清熱藥性屬寒涼，多服久服能損傷陽氣，故對於陽氣不足，或脾胃虛弱者須慎用，如遇真寒假熱的證候，當忌用。

蘆根

藥用	本品為禾本科植物蘆葦的根莖。
性味與歸經	甘，寒。入肺、胃經。
功效	清肺胃熱，生津止渴。
臨床應用	1. 用於溫熱病高熱口渴，胃熱嘔吐，以及肺熱咳嗽、痰稠而黃等症。溫熱之邪，襲於肺絡，則為肺熱咳嗽、犯於胃腑，則見津少口渴，臨床多用於肺熱咳嗽。
	2. 清肺胃熱，且有生津作用，適用於肺胃鬱熱的症候。在臨床應用方面，本品常配合麥冬、天花粉以清熱生津。
一般用量與用法	新鮮者用一兩或一尺，乾者用五錢至一兩，煎服。

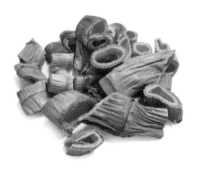

淡竹葉

藥用	本品為禾本科淡竹葉的根。
性味與歸經	甘，寒。入心、小腸經。
功效	清熱除煩，利尿。

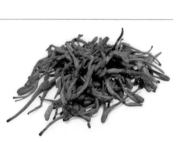

臨床應用

1. 用於熱病煩渴，口舌生瘡，小便短赤，濕熱黃疸等症。

2. 淡竹葉上能清心火而除煩，下能利小便而滲濕。用於清心，可與黃連、生地、木通、甘草等配伍；用於滲利濕熱，可與滑石、茵陳、通草等同用。

一般用量與用法 三錢至五錢，煎服。

金銀花

藥用	本品為忍冬科植物忍冬的花蕾。
性味與歸經	甘，寒。入肺、胃、心、脾經。
功效	清熱解毒。

臨床應用

1. 用於外感風熱或溫病初起。銀花甘寒，既清氣分熱，又能清血分熱，且在清熱之中又有輕微宣散之功，所以能治外感風熱或溫病初起的表症未解、裏熱又盛的病症。應用時常配合連翹、牛蒡子、薄荷等同用。

2. 用於瘡癰腫毒、咽喉腫痛。金銀花清熱解毒作用頗強，在外科中為常用之品，一般用於有紅腫熱痛的瘡癰腫毒。

一般用量與用法 三錢至五錢，煎服。

連翹

藥用	本品為木犀科植物連翹的果實。
性味與歸經	苦，微寒。入心、膽經。
功效	清熱解毒。
臨床應用	1. 用於外感風熱或溫病初起。本品作用與銀花相似，故用於外感風熱或溫病初起，兩藥常配合應用。

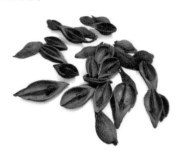

2. 用於熱病有高熱、煩燥、口渴或發斑疹等症。連翹能清熱解毒，無論氣分熱或血分熱，都可應用。以上諸症，是由於熱邪熾盛，入於營血所致，可與連翹配合黃連、赤芍、丹皮等同用。

3. 用於瘡瘍腫毒、瘰歷、丹毒、乳癰等症。連翹功能清熱解毒、消腫散結，故可治療瘡瘍腫毒、瘰癧等症，常和銀花、浙貝母、夏枯草等同用。

一般用量與用法　三錢至五錢，煎服。

射干

藥用	本品為鳶尾科植物射干的根莖。
性味與歸經	苦，寒。入肺、肝經。
功效	清熱解毒，利咽喉，消痰涎。
臨床應用	1. 用於感受風熱，或痰熱壅盛所致的咽喉腫痛等症。射干為治咽喉腫痛常用的藥品，能清熱毒、消腫痛，常和牛蒡子、桔梗、甘草等配合應用。

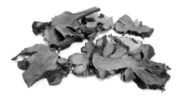

2. 用於痰涎壅盛，咳嗽氣喘等症。射干清肺熱而消痰涎，
治咳嗽痰喘，常與麻黃、紫菀、款冬花等配合應用。

一般用量與用法　一錢至三錢，煎服。

知母

藥用	本品為百合科植物知母的根莖。
性味與歸經	苦，寒。入肺、胃、腎經。
功效	清熱瀉火，滋腎潤燥。

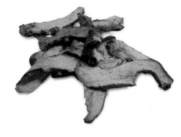

臨床應用

1. 用於溫熱病及肺熱喘咳。知母苦寒，上能清肺熱，中能清胃火，故適用於肺胃有實熱的病症。常和石膏同用，可以增強石膏的清熱瀉火作用。

2. 用於陰虛發熱、虛勞咳嗽及消渴等症。知母能瀉肺火而滋腎，故不僅能清實熱，且可清虛熱。在臨床上多與黃柏同用，配入滋陰藥中，如知柏地黃丸，治陰虛火旺、潮熱骨蒸等症。又可配養陰潤肺藥如沙參、麥冬、川貝母等，可用於肺虛燥咳；配清熱生津藥如天花粉、麥冬、粉葛根等，可用治消渴。

一般用量與用法　一錢至三錢，煎服。

家中常設防護裝備

　　流感主要透過飛沫、空氣傳播，然而不可忽視透過接觸感染對我們健康的威脅。由於流感病毒能在環境中生存一段時間，亦可透過患者的分泌物傳播，必須注意個人及家居衛生。因長者、兒童抵抗力較弱，如居室中有長者或兒童等家庭成員，造成家居傳播的風險也較高。

　　要有效地控制流感傳播，要時刻保持個人衛生，同時要注意家居清潔，在家中應常設以下各項防護裝備：

　　1. 洗手設施和配套：洗手盤、潔手液、抹手紙等；回家後應立即洗手，洗手的方法可參考第 101-104 頁。在廁所內要預備潔手液及即棄抹手紙，以作清潔之用。

　　2. 常備家用漂白水，定時清潔家居：定期以 1 比 99 稀釋家用漂白水清潔消毒，特別是經常接觸的地方，如傢俬、廁所、浴室、地板等，至少每日一次。待乾後，再以清水清洗及抹淨。適當清潔受污染物品，如衣物、地面、傢俬等明顯的被分泌物污染後，應配戴口罩和手套，以消毒酒精紙清除分泌物，再以 1 比 49 稀釋家用漂白水清潔消毒物品。待乾後，再以水清洗及抹淨。

　　3. 定期清洗和更換地毯：由於地毯易貯藏污物及滋生細菌，定期清洗及更換地毯，可改善家居衛生。

　　4. 擺放適量外科口罩：在居室內儲備適量口罩，並擺放於當眼處及門口，以方便家人使用。

　　5. 設置有蓋垃圾箱：有蓋垃圾箱能減少污染物在空氣中傳播細菌及病毒的機會，於清潔時要注意配戴口罩及手套，以減少感染機會。

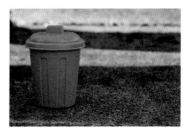

漂白水家居消毒知多點

事前預備

· 調校及使用漂白水時，應打開窗戶，保持空氣流通。

· 由於漂白水會刺激黏膜、皮膚、呼吸道，故此調校及使用漂白水時，應穿着圍裙，配戴口罩及手套，加強保護。

調校及使用

· 如要調校 1 比 99 稀釋家用漂白水，可以 50 毫升漂白水加入 5 公升清水，拌勻後即可使用。

· 完成清潔，待乾後，以水清洗及抹淨。

注意事項：

1. 家居至少每日消毒一次，消毒方式是用擦的，勿用噴的，且要保持通風。

2. 清潔電器開關和電腦設備時，務必小心避免觸電。

3. 使用漂白水時，除加水稀釋外，絕不可滲雜肥皂、藥劑、香料等，否則可能會產生化學作用，散發出毒性物質。

4. 如果不小心被漂白水碰觸到眼睛，要用大量清水連續沖洗 15 分鐘，如果碰到皮膚，要立刻用清水沖，直至乾淨為止，並諮詢醫生意見。

5. 裝漂白水的器皿應標示清楚，並小心存放，放在小孩拿不到的地方，亦要防止小孩不小心誤喝。

6. 漂白水盡量避免用於金屬、羊毛、尼龍、絲綢、染色布料及油漆表面。

7. 稀釋後的漂白水，存放時間越長，殺菌能力就越低，故此必需於稀釋後 24 小時內用完。

外遊攜帶防護裝備

香港首宗確診的人類豬型流感個案為外地傳入，本港衞生部門對防疫高度重視，在抗疫初期，於機艙內曾與確診患者有緊密接觸者需要強制性隔離7天，這項措施在緩疫階段放寬。雖然機艙是密封空間，空氣交換率很高，那些靠近患者的乘客，特別是最近的幾排，流感病毒容易傳播，如果沒有個人防護裝備，感染流感的機會就會相對增加。

外遊防疫必備裝備

外科口罩

在旅途中，到訪人多擠迫的地方或處於機艙期間，若附近有人出現咳嗽症狀，請配戴外科口罩。

酒精搓手液

經常洗手或用酒精搓手液潔手，以保持良好個人衞生。嚴格保持個人和環境衞生，是預防流感的最重要方法。

如何洗手及使用口罩

勤洗手　防流感

洗手是預防傳染病的最簡單及最有效的方法，同時亦可提高個人衞生。

流行性感冒經病者咳嗽或打噴嚏時產生的飛沫和微粒傳播，然而病毒或細菌有很大機會停留在肢體、衣物，以及於公共場所容易接觸的物件上，如果不慎接觸到病毒後沒有洗手，跟着去觸碰眼睛、鼻子及嘴巴，便很容易會受到病毒感染。

除了呼吸道疾病外，很多疾病都是因雙手受到病毒或細菌污染而傳播，如痢疾、霍亂、手足口病等，故此經常洗手和正確洗手是預防傳染病的首要條件。

何時需要洗手？

1. 在接觸眼、口及鼻之前。
2. 當手被呼吸道分泌物染污時，如打噴嚏或咳嗽後。
3. 觸摸過公共物件後，例如電梯扶手、升降機按鈕或門柄。
4. 正在準備食物時，進食之前或之後亦應洗手。
5. 如廁後。
6. 到過醫院、診所或院舍探訪之後。
7. 接觸過動物或家禽之後。
8. 在碰觸嬰兒之前。
9. 接觸到其他人士（如握手）之後，特別是與呼吸道患者緊密接觸後。
10. 感覺到雙手不清潔或有些黏性。

正確洗手步驟

1. 開水喉沖洗雙手。
2. 加入洗手液，用手擦出泡沫。
3. 洗手七步曲。 注意：用最少 20 秒時間洗擦，洗擦時無須沖水。

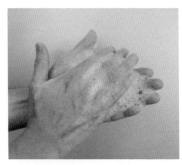

3.1 搓擦雙手手掌，約 5 秒鐘

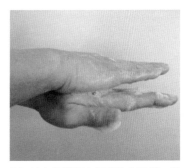

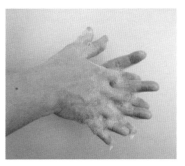

3.2 以左掌搓擦右手背約 5 秒鐘，交替左右手

3.3 手指交互搓擦指縫約 5 秒鐘

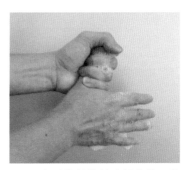

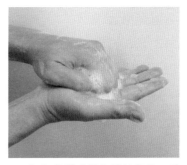

3.4 以左手旋轉按擦右姆指約 5 秒鐘，交替左右手

3.5 把指背與手掌旋轉按擦約 5 秒鐘，交替左右手

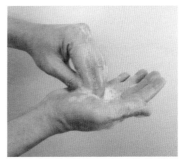

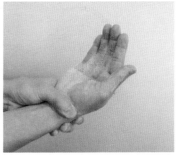

3.6 以左手指尖搓揉右手掌心約 5 秒鐘，交替左右手

3.7 旋轉按擦雙手手腕各約 5 秒鐘

4. 洗擦後才用清水將雙手徹底沖洗乾淨。

5. 用乾淨毛巾或用抹手紙徹底抹乾雙手，或用乾手機將雙手吹乾。

6. 雙手洗乾淨後，可以先用抹手紙包裹着水龍頭，才關上水源，不要再直接觸摸水龍頭。如無抹手紙等，可先用清水潑沖水龍頭。

注意：在沒有洗手設備的情況下，可用含 65%~95% 酒精的洗手消毒劑消毒雙手。

口罩知多少

口罩可分「非過濾口罩」與「過濾口罩」。「非過濾口罩」包括外科口罩和紗布口罩等；而「過濾口罩」則如 N95 類或防生化武器的口罩等，是完全密封鼻及下顎，就算是空氣傳染的疾病也可以過濾，在非高危地方出入可連續使用 4 星期。

配戴口罩只是基本預防措施，但佩戴口罩並未能提供完全的保護作用，保持良好的個人衞生（如勤洗手）尤為重要。

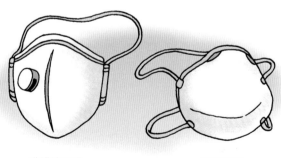

非過濾口罩　　　　　　　　過濾口罩

外科口罩（Surgical Mask）

外科口罩能緊密地覆蓋住口、鼻及大部分臉部，給穿戴者更安全的保護，並減少細菌及微粒的入侵，主要是供醫護人員進行手術時使用，因其保護能力已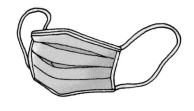足夠阻擋一般以飛沫傳播的細菌。此型口罩有繫帶式及掛耳式兩種，其中以繫帶式為佳，因掛耳式口罩不能緊覆臉部，防護效果不是最佳。外科專用手術口罩由三層物料組成，面向佩戴者為吸水內層，中層是過濾棉，外層是防水層。有顏色的那一面是外層抗水物料，白色層是內層防皮膚敏感物料，頂部應有一鐵線以緊貼面部。口罩面積要足夠圍攏半個鼻樑，下至下顎，以及左右兩邊顴骨。

何時需要配戴口罩

1. 出現呼吸道感染徵狀（如咳嗽、咽痛等）或發燒。
2. 進入醫院和診所等醫療地方之前。
3. 照顧有呼吸道感染徵狀的人士前，應配戴口罩以作防備。
4. 與有呼吸道感染徵狀的病人作近距離接觸。
5. 外遊到有人類豬型流感或禽流感爆發的地區，特別是人群密集、空氣欠流通的場所。
6. 曾與甲型 H1N1 流感 （人類豬型流感） 或禽流感的疑似或確診個案有緊密接觸。
7. 曾於過去的 7 天內到過有甲型 H1N1 流感 （人類豬型流感） 或禽流感確診個案的地區。

如何正確佩戴外科口罩

1. 佩戴口罩前，必須洗手。

2. 依照供應商的指示佩戴口罩。

3. 一般情形下，請依照以下指引佩戴外科口罩：

   - 口罩須緊貼面部。

   - 金屬片的一邊向上，摺疊有顏色的一面向外。

   - 繫緊固定口罩的繩子，或把口罩的橡筋繞在耳朵上，使口罩緊貼面部。

   - 口罩應完全覆蓋口鼻和下巴。

   - 把口罩上的金屬片沿鼻樑兩側按緊，使口罩緊貼面部。

   - 固定位置後，切勿隨意移動口罩，以免病菌從手上沾染到面上。

   - 佩戴口罩前及觸摸口罩後，都必須洗手。

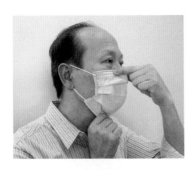 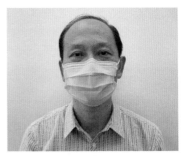

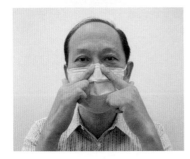

4. 脫下口罩前後都必須洗手。

5. 脫下口罩時，應盡量避免觸摸口罩向外部分，因為這部分可能已沾染病菌。

6. 脫下口罩後，可將口罩外層向內對摺，放入膠袋或紙袋內包好，棄置於有蓋的垃圾桶內。

7. 口罩如有破損，弄濕或弄污，應立即更換。

注意事項：

1. 在配戴口罩之前或除下之後，切記洗手，保持個人衛生。

2. 一般情況下，外科口罩已足夠減低由飛沫傳播的感染。這種口罩使用 4 小時後應更換，而且不可再循環使用。

3. 如不使用時，必須將口罩適當地儲存於紙袋內，避免污染，需要時可再配戴，但不可清洗。如發現口罩已被沾污、弄濕或損壞，呼吸不暢順及有異味時，必須即時更換。

4. 口罩不可與人共用，家長應該特別提醒小孩子不可共用口罩，亦應指導小孩正確佩載口罩。

流感通識你問我答

Q 甚麼是流行性感冒？香港一般在甚麼季節較為流行？

A 流行性感冒（簡稱流感）是一種由病毒引致的疾病。流感可由多種類型的流感病毒引起，而本港最常見的是 H1N1 及 H3N2 兩種甲型流感，全年都有流感病例，季節性高峰期多在 1 至 3 月，以及 7 月及 8 月發生。病毒主要透過呼吸道飛沫傳播，患者會出現發燒、喉嚨痛、咳嗽、頭痛、肌肉疼痛、流鼻水及全身疲倦等徵狀，一般會在 2 至 7 天內自行痊癒。然而，免疫力較低的人士或長者一旦染上流感，可能會出現支氣管炎或肺炎等併發症，嚴重時更可導致死亡。小孩、老人及患有慢性疾病的人士要特別小心。

Q 如何處理流感？

A 充分的休息及睡眠和多喝水，大多數病者都很快便康復，甚至不藥而癒，但是咳嗽相對地是比較難醫治的。一般都是用治標和支援性的藥物，來減輕病情，令患者感到舒服些。患者應保持個人衛生，增強體質及防止病毒傳播，尤其在公眾地方，應戴上口罩。

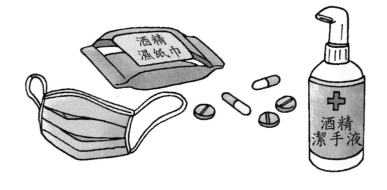

Q　如何預防流感？

A　增強身體的抵抗力，包括均衡合適飲食、充足休息睡眠、多喝
開水、戒煙少酒、經常運動、減輕壓力和令自己心境愉快，並
保持空氣流通、避免前往人多擠迫的地方，以及注意個人衞生
及勤洗手。有呼吸道感染症狀或發燒時，應戴上口罩，及早找
醫生診治。若出現流感症狀，盡可能不去上班或上學，防止疾
病傳播。保持環境衞生，不要隨地吐痰，應將口鼻分泌物用紙
巾包好，棄置於有蓋垃圾箱內。打噴嚏或咳嗽時應掩著口鼻。
雙手如被呼吸道分泌物污染，應立即用清潔液洗手。另外，應
盡量避免接觸活鳥和家禽及其糞便，染病的活鳥和家禽的糞便
中可能會帶有禽流感病毒。如果曾接觸活鳥或家禽或處理其糞
便後，要立刻用清潔液和清水洗手。

Q 中醫藥如何預防流感？

A 要做到未病先防，則必先培養身體正氣。要預防流感，必須從生活習慣和個人護理開始：

1. 「虛邪賊風，避之有時」，須因應天氣改變而及時增添衣物，免受風寒，也要避免淋雨；

2. 「飲食有節」，飲食時間要有規律，同時避免進食過多生冷燥熱之品，免傷脾胃；

3. 「起居有常」，作息時間要有規律，注意日常生活的勞逸結合；

4. 「適當鍛煉」，可按個人喜好及體質選擇不同的運動，如太極拳、八段錦等都是鍛煉人體正氣的保健方法；

5. 「精神內守，病安從來」，保持心情舒暢愉快，情緒穩定也是防病重要的一環。

Q 是不是可以使用藥物來預防患病？

A 預防流感藥物，必須由註冊醫生處方。由於有關藥物的藥力只在服用期間有效；一旦停止服用，預防功效也會消失。市民不應自行服用，因為這樣可能會出現副作用，更有機會令病毒出現抗藥性。

Q　如何增強身體抵抗力？

A　應該多做運動，充
分休息，有益的娛
樂，飲食均衡，不
要吸煙飲酒。心境
開朗和作息有時，
對身體健康很重
要。均衡飲食亦包

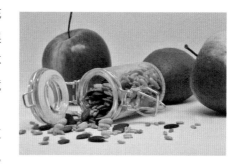

括少油、少鹽、少糖和高纖維的飲食習慣，加上適中的體重，
可以降低患上慢性疾病的風險。經常運動可維持身體的機能，
加速新陳代謝和血液循環，有助減壓和幫助維持適當的體重，
又令人容光煥發和精神奕奕。我們生活的環境亦對健康有莫大
的影響，一個和諧、整潔和寧靜的工作間、家居和社會，對所
有人都有益。

Q　衞生習慣是什麼？

A　勤洗手，避免接觸眼睛、鼻或口；在咳嗽或打噴嚏的時候，
要以紙巾或手掩住口鼻，並將用過的紙巾妥善棄於有蓋垃圾
桶內和記住立即洗手。不少人在咳嗽或打噴嚏後沒有洗手的
習慣，為自己和其他人增加了染病的風險。進食前、處理食
物前及在大小便後，一定要洗手。保持環境清潔和空氣流通，
不要吸煙。

Q 何時需要洗手？

A
1. 在接觸眼、口及鼻之前。

2. 當手被呼吸道分泌物染污時，如打噴嚏或咳嗽後。

3. 觸摸過公共物件後，例如電梯扶手、升降機按鈕或門柄。

4. 正在準備食物時。進食之前或之後亦應洗手。

5. 如廁後。

6. 探訪過醫院、診所或院舍之後。

7. 接觸過動物或家禽之後。

8. 在碰觸嬰兒之前。

9. 與呼吸道患者緊密接觸之後。

10. 感覺到雙手不清潔或有些黏性。

Q 什麼是正確洗手步驟和洗手七步曲？

A
1. 開水喉洗濯雙手。

2. 加入洗手液，用手擦出泡沫。

3. 洗手七步曲：

　3.1 搓擦雙手手掌，約五秒鐘；

　3.2 以左掌搓擦右手背約五秒鐘，交替左右手；

　3.3 手指交互搓擦指縫約五秒鐘；

　3.4 以左手旋轉按擦右姆指約五秒鐘，交替左右手；

　3.5 把指背與手掌旋轉按擦約五秒鐘，交替左右手；

　3.6 以左手指尖搓揉右手掌心約五秒鐘，交替左右手；

3.7　旋轉按擦雙手手腕各約五秒鐘；

注意：用最少 20 秒時間洗擦，洗擦時無須沖水。

4. 洗擦後才用清水將雙手徹底沖洗乾淨。

5. 用乾淨毛巾或抹手紙徹底抹乾雙手，或用乾手機吹乾雙手。

Q 如何選擇合適雙手的清潔或消毒劑？

A 當雙手沒有明顯污垢時，使用含 70~80% 酒精搓手液潔淨雙手。可以選購含乙醇、異丙醇、正丙醇或其組合的清潔劑，應注意其使用期限及成分。

Q 使用外科口罩可以預防流感傳播嗎？

A 正確使用外科口罩能有效預防經飛沫傳播的傳染病，包括流感。而在正確使用口罩的同時，也需要採取其他預防措施，例如保持手部衛生和採取健康的生活模式等。

Q 市民是否需要時常戴上口罩？

A 在以下情況下須佩戴口罩：

· 有呼吸道感染徵狀時，如發燒、流鼻水、咳嗽或打噴嚏；

· 前往診所或醫院時；

- 照顧病人時；
- 到人群密集、空氣欠流通的場所（如出現社區爆發，市民應避免進入此等場所）；
- 外遊到有流感爆發的地區，特別是人群密集、空氣欠流通的場所；
- 口罩具有阻隔飛沫的功能，使用口罩時必須留意正確使用方法。

Q 如何更有效地保持家居衞生整潔？

A 保持家居及環境清潔的主要措施如下：
保持室內空氣流通；用 1 比 99 稀釋家用漂白水抹拭傢具；定時以 1 比 99 稀釋家用漂白水為公用地方，例如升降機大堂及走廊進行消毒；確保洗手間衞生設施及排水渠操作正常；不要在公眾地方隨地吐痰或亂拋垃圾。

Q 如廁後沖廁會否有機會受到感染？

A 現時並沒有研究顯示由沖廁後產生的氣霧會引致流感傳播。但最好在蓋上廁板後才沖廁及在如廁後要洗手。

Q 家中應常設那些防護裝備？

A
1. 洗手設施和配套：洗手盤、潔手液、抹手紙等；回家後應立即洗手。

2. 在廁所內要預備潔手液及即棄抹手紙，以作清潔之用。

3. 常備家用漂白水，定時清潔家居：定期以 1 比 99 稀釋家用漂白水清潔消毒，特別是經常接觸的地方，如傢俬、廁所、浴室、地板等，至少每日一次，待乾後，以水清洗及抹淨。適當清潔受污染物品，如衣物、地面、傢俬明顯的被分泌物污染，應配戴口罩和手套以消毒酒精紙清除分泌物，再以 1 比 49 稀釋家用漂白水清潔消毒，待乾後，以水清洗及抹淨。

4. 可清洗和更換的地毯：由於地毯易存藏污物及滋生細菌，每日清洗及更換地毯，改善家居衛生。

5. 擺放適量外科口罩：在居室內儲備適量口罩，並擺放於當眼處及門口，以方便家人使用。

6. 設置有蓋垃圾箱：有蓋垃圾箱能減少污染物在空氣中傳播細菌的機會，於清潔時要注意配戴口罩及手套，以減少感染機會。

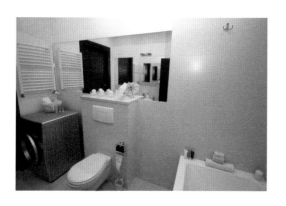

Q 誰該接種流感疫苗？

A 季節性流感疫苗防疫注射是一個有效的預防方法，可以減低嚴重病症的發病率及死亡率，藥廠會依據世界衛生組織預料的幾種可能爆發的流感病毒生產疫苗。建議以下人士接種流感疫苗：

- 孕婦；
- 居於安老院舍或殘疾人士院舍的院友；
- 50 歲或以上的人士；
- 有高風險情況人士；
- 醫護人員；
- 未滿 12 歲的兒童及就讀小學的學生；
- 從事家禽業、養豬或屠宰豬隻行業的人士；
- 其他人士如欲為保障個人健康接種流感疫苗，應向家庭醫生查詢。

Q 誰不宜接種滅活季節性流感疫苗？

A 對曾接種的滅活流感疫苗或其他疫苗成分有過敏反應的人士，都不宜接種滅活季節性流感疫苗。對雞蛋有輕度過敏的人士，可接種滅活流感疫苗；而曾對雞蛋有嚴重過敏反應的人士，應先由過敏學或免疫學專科醫生就雞蛋敏感進行詳細評估。至於出血病症患者或服用抗凝血劑的人士，應請教醫生。如接種當日因病發燒，可延遲至病癒後才接種疫苗。

Q 孕婦可否接種流感疫苗？

A 在懷孕期間患上流感會較易出現併發症，建議孕婦接種流感
疫苗以預防感染及減少併發症。世界衛生組織認為孕婦接種
滅活季節性流感疫苗是安全的，現時並沒有證據顯示婦女
（即使在妊娠第一期）接種滅活流感疫苗會對胎兒造成不良
影響。疫苗對孕婦和胎兒是安全的，如有疑問，可向婦產科
醫生查詢。

Q 哺乳期間適宜接種流感疫苗嗎？

A 哺乳與接種流感疫苗並沒有任何衝突，哺乳中的媽媽跟寶
寶有親密的接觸，媽媽接種疫苗可以降低寶寶感染流感的
機會。

Q 接種流感疫苗後的反應？

A 除了接種處可能出現痛楚、紅腫外，一般並無其他副作用。部
分人士在接種後 6 至 12 小時內可能出現發燒、肌肉疼痛，以
及疲倦等症狀，這些症狀通常會在兩天內減退。若持續發燒或
不適，請諮詢醫生。如出現風疹塊、口舌腫脹或呼吸困難等較
為罕見的嚴重過敏反應，患者必須立即求醫。

Q 流感疫苗是否安全？含有水銀及鋁等的成分嗎？

A 流感疫苗已沿用 70 年，疫苗經過反覆試驗及品質檢測，證實非常安全可靠。流感疫苗內之卵清蛋白的含量極少，即使對雞蛋敏感的人士，在一般情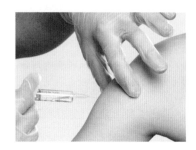況下亦能安全接種。香港現時使用的流感疫苗均為滅活流感疫苗，疫苗內並無活病毒，接受流感疫苗不會引致感染流感病毒，更不會傳播變種病毒。同時，使用的流感疫苗，全部為單劑量預充式注射劑，不含水銀化合物，亦沒有鋁的成分。

Q 流感疫苗怎樣產生作用？流感疫苗會否立即有效？流感疫苗的保護作用有多大？

A 疫苗可令身體產生抗體，而這些抗體可抵抗流感病毒。接種疫苗後，一般約需兩星期產生抗體，發揮效力來預防流感病毒，有效期約為一年。疫苗能減低患上流感及其併發症的機會，但不能提供百分百的保護。尤其是當流行的病毒類型與疫苗類型顯著不同時，已接種疫苗的人士仍有可能患上流感。為預防流感，已接種疫苗的人士仍須維持良好的個人及環境衛生習慣、注意飲食均衡、恆常運動、休息充足及不吸煙。

是否每年都要接種流感疫苗？

 是。流行的季節性流感病毒株可能會不時改變。季節性流感疫苗的成分須每年根據流行的毒株而更新，以加強保護。在上一年度接種疫苗後建立的免疫力會隨著時間降低，在下一年度可能會降至沒有保護作用的水平。因季節性流感高峰期多數在 1 至 3 月出現，最佳接種時間是每年的 11 至 12 月。

 疫苗能否 100% 預防流感？

 預防疫苗的效能有多少，是要視乎多種因素：
1. 個人免疫能力；
2. 注射時個人身體狀況；
3. 疾苗型號與流行型號是否脗合。如疫苗型號不絕對脗合，效果可能減低，但縱使感染，病況會較輕微，併發症亦會較少。

 兒童需要接種多少劑流感疫苗？

 為確保產生足夠的免疫力，凡 9 歲以下從未接種過流感疫苗的兒童，均需接種兩劑流感疫苗，而兩劑疫苗接種時間需至少相隔四個星期，以後每年只需接種一劑流感疫苗。若在第一次接種流感疫苗時只接種了一劑，須請教醫生如何調整接種方法。

Q 接種疫苗後,應該怎樣照顧孩子?

A 接種後,應該讓孩子逗留在醫務所或健康院 15~30 分鐘。如孩子十分激動,耐心安撫他們。注射針口部位有少許血流是常見的,只需用清潔紗布按着出血位置 4 至 10 分鐘,如超過 10 分鐘還未停血,必須告訴醫生。回家後,父母必須按醫生指示,觀察孩子 72 小時有沒有反應。期間如果孩子有發熱,可給孩子退燒藥或退熱貼,多喝開水。如孩子感覺針口痛,可敷溫水,但需告訴孩子停做劇烈運動。如有異常反應,立即與醫生聯絡,或到附近急症室求診。

Q 接種流感疫苗後為什麼仍然生病?

A 流感疫苗只針對最流行的病毒類型,保護能力不是絕對的。此外,接種流感病毒只保護流感,是不會保障上呼吸道感染(俗稱傷風感冒),因這類疾病不是流感病毒造成,是由鼻病毒、腺病毒和副流感病毒造成的。

Q 接種疫苗會否引致流感?

A 滅活流感疫苗內含有已死亡的病毒, 而減活流感疫苗的病毒已經弱化,所以兩種疫苗都不會引致流感;但有部分人士會於接種後出現副作用。

Q 季節性流感和流感大流行有什麼不同？

A 季節性流感是指在每年流感季節中，人與人之間廣泛傳播和引起疾病的流感病毒。流感大流行則不常見。當一種與近期在人類之間流行的流感病毒顯著不同的新型流感病毒出現時，才會發生流感大流行。由於人類對這種新病毒的抵抗力有限，甚至根本沒有抵抗力， 所以新病毒能夠在人與人之間輕易傳播和引起疾病。

Q 當流感大流行來到時，我們應該怎辦？

A 流感大流行在過去每隔約 10 至 50 年出現一次。然而，流感大流行在未來出現的時間是無法預測的。流感大流行通常伴隨較多感染個案及較嚴重的病情，引致較高死亡率，並對社會及經濟造成極大影響。當流感大流行迫近，如能齊心做好準備，時刻提高警覺，並採取下列措施，則能將風險大大減低：

· 加強衞生習慣，如經常清潔雙手及保持環境清潔、空氣流通。

· 避免前往人多擠迫、空氣不流通的地方。

· 若出現流感樣病徵，就應該佩戴口罩。照顧病人及前往醫院 / 診所時，亦應戴上。

· 留意政府公佈的最新流感大流行情況及其他宣佈。

· 留意和配合政府發出有關於旅遊、港口檢疫及有需要時終止大型活動的各項指引。

Q 假如旅遊前出現類似流感徵狀，應怎麼辦？

A 若身體出現不適或類似流感徵狀，要儘早求醫診治，不應出發旅遊，直至醫生確定你的健康狀況沒有問題。若必須前往受流感影響的地區旅遊，應帶備足夠的口罩和酒精潔手液，適量的藥物以及體溫計。在旅途中，應佩戴口罩和避免接觸病人。注意當地情況，留意當地政府的公佈及遵從當地衛生當局的指引，包括任何活動限制及預防建議。出發前須購買旅遊保險。

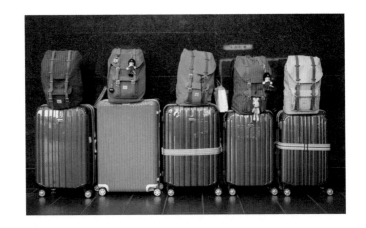

Q 流感爆發期間到外地旅遊或逗留是否安全，應根據什麼資訊決定應否取消行程？

A 世界衛生組織會根據全球爆發流感的狀況建議實施旅遊限制，及注意目的地國家發出的公共衛生的訊息。

資料來源：
衛生防護中心網站 (https://www.chp.gov.hk/tc/features/49312.html)

衞生署衞生防護中心於 2018 年 1 月 10 日的宣佈

香港已進入冬季流感季節

衞生署衞生防護中心宣佈，本地季節性流感活躍程度在上周繼續上升，並超越基線水平，顯示香港已踏入 2017/18 年冬季流感季節。社會各界必須提高警覺，做好個人保護措施，預防流感。

衞生防護中心收集的呼吸道樣本中，季節性流感病毒陽性百分比由截至去年 12 月 30 日一星期的 9.76%，上升至隨後一星期的超過 15%。過去一星期，流行的流感病毒主要為乙型流感，甲型流感的活躍度則較低。上述期間，急症科流感病類症狀組（每千個有診斷碼的求診個案）的每周平均比率，由 195.3 宗增加至 208.8 宗。主要診斷為流感而入住公立醫院的比率亦由每一萬人口 0.26 增至 0.40。

聖誕及新年假期後，衞生防護中心錄得的院舍／學校爆發流感樣疾病個案有所上升，由截至去年 12 月 30 日一星期的 2 宗（涉及 6 人）增至上周的 5 宗（涉及 21 人）。本星期首三天已錄得 13

宗（涉及 46 人）。上述爆發個案在小學（8 宗）、安老院舍（5 宗）、幼稚園／幼兒中心（5 宗）、殘疾人士院舍（1 宗）和醫院（1 宗）發生。

衛生防護中心與醫院管理局轄下的公立醫院和私家醫院合作監測 18 歲或以上成人感染流感而需入住深切治療部或死亡個案，自該機制 2018 年開始成為全年恆常監測範圍，截至昨日（1 月 9 日），共錄得 24 宗個案（10 人死亡）。值得注意的是，個案中病人入住深切治療或死亡的原因可能是由其他急性情況或慢性疾病而引致。成人嚴重流感個案每周監測數據自明日（1 月 11 日）起會於衛生防護中心逢周四出版的《流感速遞》內報告。

至於 18 歲以下兒童，流感相關的嚴重併發症或死亡個案的恆常監測一直進行。截至昨日（1 月 9 日），衛生防護中心錄得一宗兒童流感相關的嚴重併發症個案。而 2015、2016 及 2017 年分別錄得 25 宗（包括 1 人死亡）、31 宗（4 人死亡）及 27 宗（4 人死亡），當中共有 73 宗（即 88%）沒有於當季接種季節性流感疫苗。

衛生防護中心發言人說：「我們預期本地季節性流感活躍程度在未來數星期將繼續上升，並會在高水平維持一段時間。我們再次呼籲市民，特別是幼童、長者和長期病患者，時刻注重個人、手部和環境

衛生。」衛生防護中心會再次向醫生、醫院、院舍和學校發信，呼籲他們提高警覺及採取相應措施。

發言人指出：「根據目前的數據，香港現時流行的流感病毒株，包括乙型流感和甲型流感 H1 及 H3 病毒株，與 2017/ 18 年度『政府防疫注射計劃』及『疫苗資助計劃』所採用的北半球流感疫苗中的流感病毒株相似。」發言人強調：「由於人體在接種疫苗後需約兩星期產生抗體，我們特別提醒兒童、長者和長期病患者，儘早接種流感疫苗，預防季節性流感。上述人士如出現流感症狀，應儘快求診，及早接受合適治療，以免出現潛在併發症。家長及照顧者亦應協助易受感染人士做好足夠個人保護及預防措施。」截至 2018 年 1 月 7 日，「政府防疫注射計劃」（免費接種）及「疫苗資助計劃」（資助接種）已分別接種約 391,000 及 256,000 劑季節性流感疫苗，較 2016 ／ 17 季度同期分別增加 8.8% 及 2.1%。

至於其他地區，北半球溫帶地區的大部分地區已經進入 2017/ 18 冬季流感季節，美國、加拿大、日本及歐洲多國的流感活躍程度均持續上升。內地南、北部整體流感活躍程度均持續呈上升趨勢，流感病毒陽性樣本比率上升至 42.8%，主要流行的病毒為乙型。在廣東，截至 2017 年 12 月 31 日一星期，由定點醫院呈報的流感樣疾病求診比率為 6.32%，而呼吸道樣本對流感病毒呈陽性的比率為 31.98%，

主要流行病毒為乙型流感。而澳門的監測數據顯示，2018 年首星期錄得的流感個案為 152 宗，高於上一星期的 89 宗。

除儘早接種季節性流感疫苗以保障個人健康外，市民應注意良好個人和環境衛生，以防感染流感及其他呼吸道疾病；詳情請參閱衛生防護中心流感網頁及《流感速遞》周報。

資料來源：

http://www.info.gov.hk/gia/general/201801/10/P2018011000440.htm

參考資料

1. Webster, R.G., Manto, M.S., Braciale, T.J. and Lamb, R.A. (Eds.) (2013) *Textbook of influenza*. (2nd ed.). West Sussex: Wiley Blackwell.

2. 高學敏 · 鍾贛生 主編《中醫藥學高級叢書－中藥學》（第 2 版）人民衛生出版社，2013 年　北京

3. 彭勝權 · 林培政 主編《溫病學》（第 2 版）人民衛生出版社，2011 年　北京

4. 趙長成《家庭防疫有辦法》新雅文化事業有限公司，2010 年 香港

5. 張安玲 · 徐胤聰《中醫基礎理論》同濟大學出版社，2009 年　上海

6. 汪華 · 李軍 主編。洪濤 · 方玉輝 審核《人類豬型流感甲型 H1N1 流感防治手冊》萬裡機構出版，2009 年　香港

7. 方玉輝 · 劉庭亮 主編《戰勝傳染病》醫療輔助隊訓練書籍，萬里機構出版，2006 年　香港

8. Treanor, John. Influenza virus. In Mandell, Gerald. *Principles and practice of infectious diseases*. Ch.161: 2060, 6th Ed, 2005. Elsevier Churchill Livingstone.

9. 衛生防護中心季節性流行性流感網頁
https://www.chp.gov.hk/tc/healthtopics/content/24/29.html

10. 季節性流行性流感疫苗接種計劃
https://www.chp.gov.hk/tc/features/17980.html

11. 世界衛生組織禽流感網頁
http://www.who.int/topics/avian_influenza/zh/

12. 世界衛生組織流感網頁
http://www.who.int/topics/influenza/zh/

聯手抗疫
防流感

主編
香港社區健康學院
方玉輝
趙長成
劉庭亮

策劃 / 編輯
謝妙華

圖片
Pixabay

插圖
Kelvin Chong

封面設計
Venus Lo

美術設計
陳玉菁

排版
何秋雲

出版者
萬里機構出版有限公司
香港鰂魚涌英皇道1065號東達中心1305室
電話：2564 7511
傳真：2565 5539
電郵：info@wanlibk.com
網址：http://www.wanlibk.com
　　　http://www.facebook.com/wanlibk

發行者
香港聯合書刊物流有限公司
香港新界大埔汀麗路36號
中華商務印刷大廈3字樓
電話：2150 2100
傳真：2407 3062
電郵：info@suplogistics.com.hk

承印者
中華商務彩色印刷有限公司

出版日期
二零一八年三月第一次印刷